Veith Rensenbrink,

EINFACH NICHT RAUCHEN PUNKT.

Veith Rensenbrink

EINFACH

NICHT

RAUCHEN

PUNKT.

Endlich rauchfrei werden,

durchatmen können,

unabhängig sein.

Nichtraucher eben!

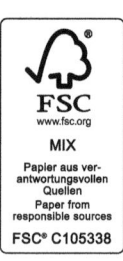

Bibliografische Information der Deutschen Nationalbibliothek: Die Deutsche Nationalbibliothek verzeichnet diese Publikation in der Deutschen Nationalbibliografie; detaillierte bibliografische Daten sind im Internet über http://dnb.dnb.de abrufbar.

Impressum

Copyright © 2022 Veith Rensenbrink

Herausgeber: Thomas König, 2., überarbeitete Auflage

Satz & Layout: text-koenig.de, Wiesbaden

Herstellung und Verlag: BoD – Books on Demand, Norderstedt

ISBN: 978-3-7562-1285-9

Inhaltsverzeichnis

VORWORT

Liebe Leserin, lieber Leser.

Sie haben dieses Buch zur Hand genommen, weil Sie mit dem Rauchen aufhören möchten. – Dann machen Sie es sich doch gemütlich, stellen Sie sich etwas zu trinken bereit … und zünden Sie sich eine Zigarette an! Ja, seien Sie so frei und rauchen Sie eine. Es wird vermutlich Ihre letzte sein. Denn wenn Sie mit diesen 90 Seiten fertig sind, werden Sie ein neuer Mensch sein. Sie werden ab dann zur großen Mehrheit der Nichtraucher gehören. Grandios, nicht? Wenn das mal keine rosige Aussicht ist! Sie glauben mir nicht? – Ich bitte Sie, warum sollte ich Ihnen etwas vormachen? Es hat bei mir funktioniert und bei vielen anderen Menschen auch. Weshalb sollten es ausgerechnet Sie nicht schaffen?

Also: herzlich willkommen zu einem der wirklich großen Ereignisse in Ihrem Leben! Gratulation zu Ihrer Entscheidung, endlich rauchfrei zu leben.

Ich werde Sie auf dem Weg zum Nichtraucher ein kurzes Stück begleiten. Den Rest schaffen Sie alleine.

Sie halten jetzt ein Buch in Händen, das ohne jeden Zweifel Ihr Leben grundlegend verändern wird. Und lassen Sie sich Folgendes sagen: wenn Sie die

Anweisungen in diesem Buch genauso, wie sie beschrieben sind, befolgen, dann können Sie an Ihrem Vorhaben nicht scheitern, Ihrem Ziel, endlich Nichtraucher zu werden. Wie kann ich eine solch kühne Behauptung aufstellen, fragen Sie? – Tun Sie sich den Gefallen und finden Sie's selbst heraus, indem Sie dieses Buch von der ersten bis zur letzten Seite durchlesen!

Genug der Vorrede, lassen Sie uns sofort damit anfangen, Ihre guten Vorsätze in Taten umzusetzen!

Es gibt nur einen Grund dafür, dass Sie immer noch Raucherin oder Raucher sind, und der lautet:

Sie verleugnen sich selbst gegenüber Ihre Abhängigkeit!

Dieser psychologische Vorgang hat Sie völlig im Griff und lässt Sie nicht los. Er gleicht einem Teufelskreis, den Sie nicht in der Lage sind zu durchbrechen.

Bevor Sie sich diesen Verleugnungsprozess nicht bewusst machen können, wird es für Sie äußerst schwierig sein, wenn nicht gar unmöglich, mit dem Rauchen aufzuhören.

Dieses Buch wird Ihnen dabei helfen, diese Art der Selbstverleugnung zu erkennen, und Ihnen jene Fähigkeiten vermitteln, die Sie benötigen, um Nichtraucher zu werden. Wenn Sie dieses Buch zu Ende gelesen und die Maßnahmen, die ich darin schildere, ergriffen haben, werden Sie sich in einer viel erfolgversprechenderen Position befinden als jetzt: Sie werden das Gefühl erhalten, die Kontrolle über sich selbst zu haben, und so viel Kraft besitzen, wie nötig ist, um Ihre große Herausforderung aktiv angehen zu können.

Machen Sie sich doch einmal ein Bild von sich, am besten gleich zwei: eines als Raucher und eines als Nichtraucher.

Sie als Raucher

- ständig schlechter Atem
- morgens schleimiger Husten
- schlechte Kondition
- Nikotinflecken auf den Zähnen
- kürzere Lebenserwartung
- vergilbte, unschöne Finger
- hohe finanzielle Belastung durch den Kauf von Zigaretten oder Tabak
- verschiedene gesundheitliche Probleme
- schlechtes Vorbild für (Ihre) Kinder und Jugendliche
- dreckige Aschenbecher und verschmutzte Umwelt
- Sie beeinträchtigen mit Ihrem Rauch Ihre Mitmenschen
- stinkende Klamotten
- das Essen schmeckt fad, und Sie können dessen Geschmack kaum genießen
- fahle Haut im Gesicht

- und immer häufiger in unserer heutigen gesundheitsbewussten Gesellschaft: Verlust der sozialen Akzeptanz

Sie als Nichtraucher

- frischerer Atem
- sauberere Lungen
- weißere Zähne
- höhere Lebenserwartung
- schöne Hände mit sauberen Fingern
- besseres Allgemeinbefinden
- großartiges Vorbild für Kinder und Jugendliche
- mehr Genuss durch verbesserten Geruchs- und Geschmackssinn
- bessere Luft, zu Hause und in Ihrer Umgebung allgemein
- keine verrauchten Kleider
- gesunde Gesichtsfarbe
- und nicht zuletzt: größere soziale Akzeptanz

Diese beiden sehr unterschiedlichen Bilder dienen dazu, die Tatsache herauszustellen, dass mit Sicherheit etwas sehr Großes und Starkes dahintersteckt, wenn Sie bereit sind, all die negativen Aspekte und Begleiterscheinungen des Rauchens, hinzunehmen und zu tolerieren. Die Gesundheitsrisiken, die Kosten, die Abneigung Ihrer Mitmenschen usw. – das sind alles keine Peanuts.

Im Gegenteil: Sie zahlen sogar doppelt. Nicht nur mit Ihrem guten Geld, sondern auch noch mit herabgesetzter Lebenserwartung, also mit einem Teil Ihres Potenzials für gute Gesundheit. Was ich Ihnen damit klarmachen möchte: Sie rauchen nicht, weil Sie den Geschmack so sehr lieben oder weil Sie dann irgendetwas mit Ihren Händen anzufangen wissen. **Die Wahrheit ist: Sie sind bereit, einen sehr hohen Preis zu zahlen und rauchen weiter, weil Sie abhängig sind – abhängig von der chemischen Substanz Nikotin.** Selbst für den Fall, dass Sie zum jetzigen Zeitpunkt glauben, nicht von Nikotin abhängig zu sein, bitte ich Sie aufgrund meiner Behauptung um Nachsicht, bis wir zu dem Kapitel gelangen, in dem wir uns damit beschäftigen.

Ziehen Sie bitte einfach einmal in Betracht, dass es gerade Ihr Verleugnen sein kann, welches es Ihnen unmöglich macht, Ihre Abhängigkeit zu erkennen. Abstreiten und Verleugnen sind wesentliche Bestandteile und untrügliche Zeichen einer Abhängigkeit. Begreift man nicht, wie dieser Verleugnungsmechanismus funktioniert, so wird man es ziemlich schwer haben, dem Verlangen nach einer Zigarette zu widerstehen. Wir befassen uns in diesem Buch ausführlich mit diesem Mechanismus. Ich werde Ihnen alles nötige Wissen und alle notwendigen Fertigkeiten vermitteln, damit Sie dann auch handeln und entgegensteuern können, wenn der Verleugnungsprozess mal wieder im Begriff ist, in Gang zu kommen.

Für wen ist dieses Buch gedacht?

Dieses Buch richtet sich an all diejenigen, die ernsthaft mit dem Rauchen aufhören möchten. Dabei spielt es keine Rolle, ob es sich bei Ihnen um einen Mann oder eine Frau handelt, um einen Jugendlichen, der fünf Zigaretten am Tag raucht, oder um einen Rentner, der zwei Schachteln pro Tag qualmt. Es spielt auch keine Rolle, ob es Ihr erster oder zwanzigster Versuch ist, damit aufzuhören – wenn Sie wirklich damit aufhören wollen, dann ist dieses Buch genau richtig für Sie.

Warum? – Weil dieses Buch das Rauchen aus der Perspektive der Abhängigkeit betrachtet. Es beleuchtet beides: sowohl die psychologische als auch die physiologische Abhängigkeitsproblematik, die Ihnen immer wieder aufs Neue ein Schnippchen schlägt.

Mit fortschreitender Lektüre werden Sie lernen, sich effektiv mit diesen Schwierigkeiten auseinander-zusetzen, und Sie werden feststellen, dass das Unterfangen am Ende gar nicht so aussichtslos ist, wie Sie zuvor noch geglaubt hatten. Mit den dargebotenen Hilfestellungen wird es Ihnen möglich sein, ohne große Beeinträchtigungen und Beschwerden mit dem Rauchen aufzuhören. Und genau das ist es doch, was Sie sich wünschen. Der Kern Ihrer Abhängigkeit ist Ihr Verleugnungsmechanismus, und genau diesem werden wir auf den Grund gehen und ihn ausschalten.

Bevor wir diesen Mechanismus jedoch im Detail betrachten, hier zunächst ein paar grundlegende Informationen darüber, wie dieser arbeitet.

Ein Teil Ihres Unterbewusstseins (das funktioniert, ohne dass Sie es bewusst mitbekommen) versucht beständig, Sie zum Rauchen zu verleiten, und zwar auf folgende Art und Weise:

a) indem es Ihnen vorgaukelt, dass ein Nikotinentzug nicht auszuhalten ist und ein Versuch, mit dem Rauchen aufzuhören, sich aufgrund der unangenehmen Begleiterscheinungen erst gar nicht lohnt.

b) indem es Ihrem Bewusstsein (dem Teil des Verstandes, dessen Sie sich bewusst sind und mit dem Sie denken) wirklich gute Gründe vorschiebt, doch wieder Eine zu rauchen.

Dies gelingt deshalb, weil diese „erfundenen" Gründe als Gedanken oder Vorstellungen den Weg in Ihr Bewusstsein finden. Beispiel: Aufschieben. Sie haben sich gerade einmal wieder dazu durchgerungen, mit dem Rauchen aufzuhören. Ein paar Stunden später hegen Sie jedoch bereits wieder den Gedanken, damit noch ein wenig zu warten, weil es jetzt ein ungünstiger Zeitpunkt ist. Die darauffolgende Woche, wenn Sie nicht mehr so sehr unter Druck stehen, reden Sie sich ein, eigne sich doch viel besser.

Mit Hilfe dieses Buches werden Sie schnell merken, dass diese vorgeschobenen „Gründe", die aus dem Unbewussten hervorgebracht werden, kompletter Nonsens sind. Bei genauerer Betrachtung stellen sie sich als Mechanismen heraus, die es Ihnen wieder "erlauben" zu rauchen, indem diese Pseudo-Gründe Ihnen eine Entschuldigung an die Hand geben, die Ihr Gewissen erleichtert und Ihren Gesinnungswandel rechtfertigt.

Und noch wichtiger dabei ist: Ihr Leugnen wird eine Entschuldigung nach der anderen produzieren und Sie davon überzeugen, dass all diese Entschuldigungen auch noch plausibel sind. Entschuldigungen wie: „Mein Chef hat mich vor versammelter Mannschaft zusammengestaucht ... da musste ich einfach..." oder „Ich bin in eine Polizeikontrolle geraten ..." oder „Meine Freundin hat mich letztes Wochenende verlassen..." oder „Am ersten Januar starte ich mit guten Vorsätzen ins neue Jahr – bis dahin warte ich noch damit...".

Oder eben eine der tausend anderen Rechtfertigungen, die Sie, sofern Sie diesen Glauben schenken, am Ende scheitern lassen. **Der wirkliche Grund, warum Sie weiter rauchen, ist einfach folgender: Sie fürchten die Entzugserscheinungen!**

Dieses Buch wird in Ihnen ein Bewusstsein schaffen, das Sie dabei unterstützt, sich über diese destruktive unbewusste "innere Stimme" hinwegzusetzen. Sie werden Mittel und Wege kennenlernen, die Sie benötigen, um sich den unangenehmen Entzugssymptomen stellen zu können. Sie werden erkennen, dass ein großer Teil des Unangenehmen in Wirklichkeit nur Einbildung ist, die sich unbewusst in Ihnen festgesetzt hat.

Wenn Sie den Umgang mit den Entzugssymptomen beherrschen und gelernt haben, Ihrer destruktiven „inneren Stimme" wirkungsvoll entgegenzutreten, werden wir uns möglichen Begleiterscheinungen, wie z.B. einer ungewollten Gewichtszunahme, widmen, und ich werde Ihnen effektive Wege zeigen, die einen langfristigen Erfolg sicherstellen.

Im abschließenden Kapitel finden Sie einen leicht verständlichen Übersichtsplan, ich bezeichne diesen gerne als „Schlachtplan", der alle im Buch beschriebenen Strategien zusammenfasst und Ihnen eine strukturelle Hilfe auf Ihrem Weg zum Nichtraucher bietet.

In manchen Buchpassagen werden Sie Übungen finden, die Ihnen helfen sollen, die Abhängigkeitsspirale zu verstehen und potenziellen Rückfällen vorzubeugen.

Was dieses Buch nicht ist:

In diesem Buch geht es nicht darum, Ihnen Angst zu machen oder vor den fatalen Folgen des Rauchens zu warnen: Dass Sie möglicherweise, wenn Sie damit nicht aufhören, jung sterben werden, oder dass Sie an Krebs erkranken werden oder andere Horrorgeschichten. Jeder Raucher kennt diese und weiß um die potenziellen Gesundheitsrisiken des Rauchens – und trotzdem hört er nicht damit auf! Angstmacherei funktioniert in den seltensten Fällen!

Was das Buch ebenfalls nicht propagiert, ist eine schrittweise Reduzierung über einen bestimmten Zeitraum hinweg mit dem Ziel, irgendwann dann völlig damit aufzuhören. Diese Herangehensweise ist beliebt und verbreitet, aber in den meisten Fällen funktioniert auch sie nicht. Denn Ihr Körper wird auf diese Art weiterhin mit Nikotin versorgt, und wenn Sie dann schließlich ganz aufhören wollen, treffen Sie die Entzugserscheinungen dennoch. Früher oder später müssen Sie sich ohnehin mit ihnen auseinandersetzen. Sie können Ihre Entscheidung, Nichtraucher zu sein, gleich treffen, nachdem Sie mit dem Buch fertig sind. Warum noch unnötig lange damit warten? Warum sich noch wochenlang mit einer Dosisreduzierung herumplagen?

Ihre neu erworbenen Fähigkeiten werden wirklich den Unterschied zu allen vorherigen, vergeblichen Versuchen machen. Sie werden ohne allzu große Schwierigkeiten mit dem Rauchen aufhören können, und Sie werden vor allem sofort damit anfangen können, Ihr neues Leben als Nichtraucher zu führen. Wenngleich die Reduktionsmethode bei einigen Personen erfolgreich gewesen sein mag, zeigt die Erfahrung, dass die effektivste Methode diejenige ist, das Rauchen sofort und endgültig sein zu lassen und sich anschließend allen Schwierigkeiten zu stellen, die da eventuell auftreten.

Mit der in diesem Buch beschriebenen Methode, Ihr Raucherdasein zu beenden, werden Sie Erfolg haben. Ohne Zweifel. Diese Methode ist auch realistisch. Sie gaukelt Ihnen keine absurden Theorien eines komplett beschwerdelosen Entzuges vor. Diese Methode lehrt Sie vielmehr, mit diesen unangenehmen Begleiterscheinungen umzugehen.

Bestimmt haben Sie von Ratgeberseite schon öfter gehört, wie einfach es doch sei, mit dem Rauchen aufzuhören, sie müssten nur wollen. – Das ist reines Wunschdenken. Wenn es denn so einfach wäre, würde sicherlich so ziemlich jeder, der raucht, bereits damit aufgehört haben. Die Art und Weise, die hier aufgezeigt wird, funktioniert deshalb, weil Sie die Tatsache berücksichtigt, dass Sie von Nikotin abhängig sind, und aufgrund dessen die Lösung Ihres Problems darin liegt, mit den physiologischen und psychologischen Schwierigkeiten, welche die Nikotinabhängigkeit mit sich bringt, fertig zu werden. Dieser Ansatz ist der richtige. **Ich garantiere Ihnen, auch Sie werden mit ihm Erfolg haben. Voraussetzung ist allerdings, dass Sie sich alle Übungen zu Herzen nehmen und allen Anweisungen genauestens folgen.** Das heißt:

1. Sie führen alle Übungen exakt so durch, wie Sie beschrieben werden.

2. Sie halten leichte Beschwerden, die der Nikotin-entzug verursachen kann, aus.

3. Sie wenden das Gelernte, sprich, die Fertigkeiten, die Sie in diesem Buch vermittelt bekommen, an, um die möglichen Entzugserscheinungen zu überwinden.

4. Sie halten sich strikt an alle Instruktionen. Das bedeutet manchmal auch dann, wenn Sie nicht verstehen, warum.

Wenn Sie mit diesen relativ simplen Bedingungen einverstanden sind, dann kann ich Ihnen – wie schon gesagt – Folgendes garantieren:

Sie werden es schaffen, mit dem Rauchen aufzuhören!

Falls Sie es nicht schaffen sollten, dann nur deshalb, weil Sie die Anweisungen in diesem Buch nicht bis aufs letzte Wort befolgt haben. Es ist außerordentlich wichtig, dass Sie dieses „bis aufs letzte Wort befolgen" auch ausnahmslos einhalten, da ansonsten Ihr Verleugnungsmechanismus wieder einsetzen kann. Wenn dies passiert, dann können Sie sich sicher sein, dass Sie früher oder später wieder schwach werden und sich eine Zigarette anzünden! Also, nochmals die Bitte: wollen Sie wirklich mit dem Rauchen aufhören, tun Sie sich den Gefallen und halten Sie sich an die Anweisungen.

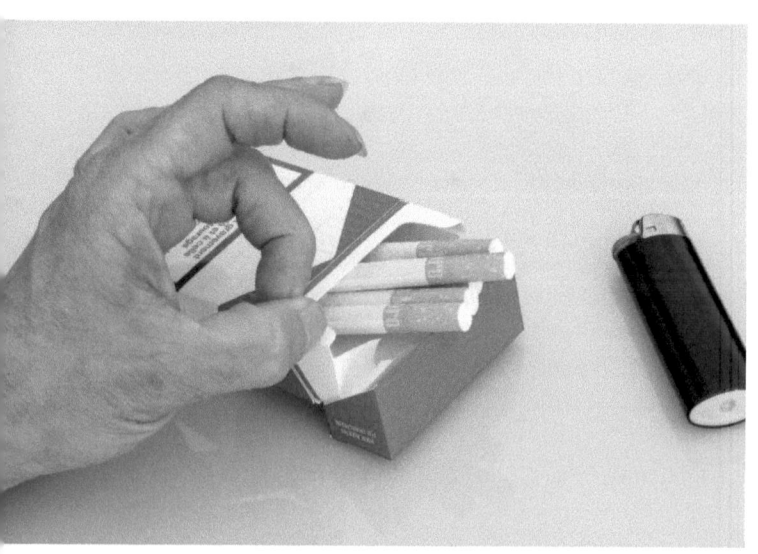

Das erste Kapitel widmet sich der Nikotinabhängigkeit und versucht zu erklären, weshalb Sie beständig weiterrauchen, obwohl Sie tief in Ihrem Innern dies eigentlich gar nicht möchten.

Und nun wünsche ich Ihnen viel Erfolg auf Ihrem persönlichen Weg zum Nichtraucher/zur Nichtraucherin.

Ihr
Veith Rensenbrink

Hinweis:

Aufgrund der flüssigeren Lesbarkeit gilt für die folgenden Seiten: Soweit personenbezogene Bezeichnungen in männlicher Form aufgeführt sind, beziehen sie sich auf beide Geschlechter in gleicher Weise.

Kapitel 1

DAS DING MIT DER ABHÄNGIGKEIT

1. Das Ding mit der Abhängigkeit

Das Erste, das sie unbedingt tun müssen, ist, sich zweifelsfrei einzugestehen, dass Sie tatsächlich nikotinsüchtig sind. Das mag für Sie nicht ganz einfach sein, haftet den Termini „abhängig" oder „süchtig" doch ein ziemliches Negativimage an: Drogen, Junkies, Elend und Schäbigkeit. Und, für unser Anliegen wichtiger noch: Abhängigkeit an sich wird allgemein (und fälschlicherweise) als Schwäche angesehen. Viele denken, die eigene Abhängigkeit einzugestehen, bedeutet automatisch, persönliche Unzulänglichkeit zuzugeben. Und manche glauben sogar, dass Abhängigkeit ein moralisches Fehlverhalten ist und dass süchtige Menschen generell schlechte Menschen sind.

Eine moralische Angelegenheit?

Um vorneweg eine Sache zu klären: Von Nikotin abhängig zu sein, ist moralisch nicht verwerflich. Oder, wenn wir schon dabei sind: Abhängigkeit ist keine Schwäche. Diejenigen, die einen solchen Standpunkt versuchen weiter aufrechterhalten, sind wenig realistisch. Sie verkennen die Realität des riesigen Bereiches der Abhängigkeit in unserer heutigen Gesellschaft. Abhängigkeiten jeglicher Art greifen weit um sich, und die überwältigende Mehrheit der Menschen ist abhängig von irgendeiner Substanz, einer Verhaltensweise oder etwas anderem. Was das Nikotin anbelangt, sind es in den meisten westlichen Ländern beispielsweise rund 30 Prozent der Erwachsenen.

Wenn Sie dann noch die Menschen dazuzählen, die vom Koffein in Tee, Kaffee, Cola oder Schokolade abhängig sind, und weiterhin diejenigen, die alkohol-, drogen- oder medikamentenabhängig sind, dann finden sie sich in einer Bevölkerung wieder, in der nur eine Minderheit nicht abhängig von irgendetwas ist.

Dies trifft besonders dann zu, wenn Sie noch all die anderen verborgenen Abhängigkeiten mit einbeziehen, wie übertriebener Körperkult, Arbeitswahn, Sex- und Spielsucht. Sich einzugestehen, von Nikotin abhängig zu sein, ist also an sich nichts Besonderes. Vor allem ist es weder eine Schande noch eine Schwäche, und das Akzeptieren seiner eigenen Abhängigkeit ist nichts anderes als ein Erkennen der Tatsachen.

Warum ist es wichtig, sich einzugestehen, dass man abhängig ist? – Weil es elementar wichtig ist im Streben, nikotinfrei zu werden!

Eine der psychologischen Abwehrstrategien, die mit allen Abhängigkeiten einhergeht, ist eben dieser Verleugnungsvorgang. Wenn Sie also vom Nikotin abhängig sind (und wenn Sie regelmäßig rauchen, sind Sie dies ohne Zweifel), werden Sie auch zwangsläufig diesem Verleugnungsprozess ausgesetzt sein. Nochmals: Dies zu wissen und anzuerkennen, ist von enormer Bedeutung für Sie!

Was heißt nun „Verleugnung" konkret? – Es ist schlichtweg eine Methode, die sich Ihr Unterbewusstsein zu Eigen gemacht hat und die Sie immer daran erinnert, Ihrem Körper genügend Nikotin zuzuführen. Die einfachste Weise zu verstehen, weshalb um Himmels Willen Ihr eigenes Inneres versucht, Sie dazu zu bewegen, sich selbst mit Nikotin zu „vergiften", ist folgende:

Eine der Funktionen unseres Unterbewusstseins ist, sicherzustellen, dass wir uns gut fühlen. Dass wir so wenig wie möglich Beschwerden und Unbehagen spüren, egal wie. Das Unterbewusstsein hinterfragt nicht die Art, wie ein solcher Zustand zu erreichen ist.

Es sagt sich beispielsweise nicht: „Hm, ich habe grade erst aufgehört zu rauchen und fühle mich dadurch etwas unwohl und nervös. Ich würde jetzt gerne eine rauchen, aber ich möchte einen Rückfall nicht riskieren. Daher werde ich diese vorübergehenden Entzugssymptome tolerieren bis diese von selbst verschwinden."

Wenn unser Unterbewusstsein solche Einschätzungen vornehmen könnte – „Ich werde (a) nicht tun, da es in (b) resultieren würde" – dann hätte auch keiner wirkliche Schwierigkeiten, mit dem Rauchen aufzuhören.

Entsteht also diese Situation, in der Sie die Symptome des Nikotinentzugs spüren, wird sich Ihr heimtückisches Unterbewusstsein melden. Es wird Ihr Gefühl des Unwohlseins bemerken und es mit bereits bekannten und abgespeicherten Gefühlen vergleichen. Dann wird es mutmaßen, was wohl der Grund für dieses Unbehagen sein kann, und in Sekundenbruchteilen wird es herausfinden, was beim letzten Mal, als Sie von diesen Symptomen heimgesucht worden waren, geholfen hat. Nämlich, eine (weitere) Zigarette! Und nachdem es auf diese einfache Lösung gestoßen ist, sendet Ihr Unterbewusstsein eine Botschaft an Ihren Verstand, die mit an Sicherheit grenzender Wahrscheinlichkeit lautet: „Steck Dir eine Zigarette an!"

Das große Problem liegt nun im Konflikt, der entsteht zwischen einerseits Ihrem Unterbewusstsein und andererseits Ihrem Verstand, der Ihnen eigentlich schon zu der Entscheidung verholfen hat, dass Sie nie mehr wieder eine rauchen werden – ganz im Sinne von: Der Geist ist willig, aber das Fleisch ist schwach! Mehr dazu später.

Zunächst noch etwas mehr zu dieser destruktiven unbewussten „inneren Stimme", die in der Regel stärker und bestimmender ist als Ihr Verstand – und zwar deutlich stärker und bestimmender. Seien Sie immer auf der Hut, sobald Sie diese Stimme hören, die Ihnen sozusagen den „Befehl" gibt zu rauchen.

Ich sage Ihnen, weshalb: Wenn Sie mit dem Rauchen aufhören, werden Sie mit einer großen Motivation damit beginnen, und Sie sind sich sicher, das Ganze auch durchzuziehen. Somit wäre auch alles in bester

Ordnung, wenn – ja, wenn Ihre kleine, heimtückische „innere Stimme" mit Ihrer Entscheidung einverstanden wäre und sich sagen würde: „Okay, ich hör' einfach auf damit!" – Doch ich kann Ihnen eines versichern: das wird niemals – never, ever – passieren.

Wie eine verzogene Göre wird ihre „innere Stimme" alle erdenklichen Register ziehen, nur damit Sie Ihrem Körper das Nikotin zuführen, das er so verzweifelt von Ihnen verlangt. In der Tat wird diese „Stimme" auf so miese und hinterhältige Tricks zurückgreifen, dass Sie es kaum für möglich halten werden.

Hier sind die typischen Dialoge, die Bewusstsein und Unterbewusstsein miteinander zu führen pflegen:

U: = UNBEWUSST
B: = BEWUSST

B: Oh je, da ist es wieder … mein Verlangen nach einer Zigarette!"

U: Ich werde eine rauchen.

B: Nein, ich habe damit aufgehört. Ich muss stark sein!

(Ihr Unterbewusstsein wird eine Weile warten, bis Ihr Verlangen stärker wird, und dann –)

U: Ich rauche noch eine. Ich werde morgen damit aufhören!

B: Nein, das darf ich nicht ... ich habe ja noch nicht mal richtig damit angefangen aufzuhören!

(Ihr Unterbewusstsein wird so lange warten, bis es Sie an einem wunden Punkt trifft, z. B. bei der Tasse Kaffee nach dem Mittagessen, dann schlägt es zu.)

U: Okay, ich werde nur noch diese eine Zigarette zu meinem Kaffee rauchen. Eine „richtige" letzte Zigarette wird ja wohl noch drin sein!

Manche Menschen werden bereits spätestens an diesem Punkt das Rauchen wieder aufnehmen, bei anderen, entschlosseneren setzt sich das Zwiegespräch zunächst fort:

B: Nein, ich werde es durchstehen.

(Ihr Unterbewusstsein wird auf den Zeitpunkt warten, an dem Sie extrem verwundbar sind, sagen wir, zwei Tage später, wenn das Verlangen schier unerträglich wird.)

U: Herrje, man sagte mir, es werde von Tag zu Tag leichter. Dabei wird es immer schwieriger. Ach, was soll's, eine Zigarette wird schon nichts ausmachen.

B: Nein, nein, einen Moment. Ich möchte alles daransetzen, es zu schaffen. Ich komm da schon durch.

(An diesem Punkt kann Ihr Unterbewusstsein erst einmal Ruhe geben, Sie in Sicherheit wiegen. Möglicherweise fühlen Sie sich die nächsten Tage gar nicht so schlecht und leiden kaum unter den Symptomen. – Um dann, wenn Sie sich gut fühlen und stolz auf sich sind und sich freuen, wie leicht es doch war, nach dem beinahe klassischen Muster zuzuschlagen.)

U: Siehst Du, so einfach war das, Ich wusste es. Es war so einfach, dass ich mir ziemlich sicher bin, dass ich jederzeit wieder damit aufhören könnte. Ja, ich denke, ich werde das mit einer letzten Zigarette feiern!

Sie würden schockiert sein, wenn ich Ihnen den Anteil derer nannte, die an dieser Stelle wieder rückfällig werden.

So und ähnlich versucht die vermaledeite „kleine, innere Stimme" immer wieder und unablässig ihr einziges Ziel zu erreichen: nämlich Sie zum Weiterrauchen zu verleiten. In Wirklichkeit verlaufen diese Versuche weitaus drastischer als ich Sie eben beschrieben habe, denn ihr Repertoire an Ent-schuldigungen und Rechtfertigungen ist beinahe unermesslich. Und falls all das oben Geschilderte nicht zu diesem Ziel führt, ändert Ihre „innere Stimme" die Taktik und fährt schwerere Geschütze auf, indem es alles, was Ihnen misslingt, darauf zurückführt, dass Sie mit dem Rauchen aufgehört haben.

Beispiel: Sie arbeiten im Verkauf. Und Sie haben es geschafft, drei Tage lang keine Zigarette anzurühren. Unglücklicherweise hatten Sie heute einen ganz schlechten Tag und beruflich keinen Erfolg. Plötzlich meldet sich Ihre „innere Stimme" und sagt „Mist, ich kann mich, ohne vorher eine Zigarette geraucht zu haben, im Verkaufsgespräch einfach nicht konzentrieren." Sie werden dem Glauben schenken, wenngleich Sie wissen, dass ein oder zwei schlechtere Tage pro Woche – gerade im Verkauf – ziemlich ‚normal' sind, egal, ob Sie nun rauchen oder nicht. In Wirklichkeit war dies eben einer dieser Tage – und es hat absolut nichts damit zu tun, dass Sie rauchen oder nicht.

Ein anderes Beispiel dafür, wie die „innere Stimme" taktisch gewieft vorgeht, ist, wenn sie versucht, auf Ihr Schmerzempfinden einzuwirken.

Sagen wir einmal, Sie haben Kopfschmerzen. Die „Stimme" wird Sie dazu bringen, Ihre Aufmerksamkeit so lange und so sehr auf den Kopfschmerz zu lenken, bis Sie ihn für den stärksten Kopfschmerz Ihres Lebens halten und glauben, dass die einzige Möglichkeit, ihn wieder loszuwerden, die ist, Eine zu rauchen. Und wieder ist es nur eine Illusion, von Ihrem Unbewussten geschaffen, um Sie zum Rauchen zu verführen.

Angesichts der Raffinesse Ihrer „kleinen inneren Stimme" wird Ihnen nichts anderes übrigbleiben, als zu lernen, auf andere Weise mit Ihrem Schmerz, Ihrem Unwohlsein körperlicher oder mentaler Art, umzugehen. Lernen Sie, den Manipulationsversuchen Ihrer „inneren Stimme" zu widerstehen und „nein" zu sagen zu deren scheinheiligen Gründen, weshalb Sie wieder mit dem Rauchen anfangen sollten. Ich werde Ihnen später aufzeigen, wie Sie das schaffen. Doch lassen Sie uns zunächst zu der „großen Frage" zurückkehren:

Sind Sie ein Nikotin-Abhängiger?

Um diese Frage beantworten zu können, müssen wir uns erst auf eine Definition für "Abhängigkeit" einigen. Bevor wir dies tun, möchte ich Sie bitten zu versuchen, alle landläufigen Meinungen dazu zu vergessen und diesem Terminus unvoreingenommen zu begegnen.

Natürlich gibt es eine ganze Reihe von Definitionen von Abhängigkeit, unzählige sogar. Für modellhaft halte ich persönlich jedoch die der Weltgesundheitsorganisation (WHO), die – vereinfacht – folgendermaßen lautet:

„Abhängig ist jeder, der negative physische und/ oder psychische Auswirkungen und Symptome verspürt, wenn die Substanz, die er verwendet hat, abgesetzt wird … und [jeder,] der Symptomerleichterung empfindet, sobald er wieder von der Substanz einnimmt."

Einigen wir uns auf diese Definition, dann ist es letztlich ein Leichtes, festzustellen, ob Sie nun von Nikotin abhängig sind oder nicht.

1. Haben Sie jemals versucht, mit dem Rauchen aufzuhören und sind damit gescheitert?

2. Haben Sie sich schon einmal äußerst unruhig, nervös oder gar panisch gefühlt, wenn Sie keine Zigarette bei sich hatten?

3. Haben Sie schon einmal Nikotin-Entzugssymptome verspürt?

4. Haben Sie bereits einmal Zigaretten geraucht, um in einer Anspannungssituation Ihre Nerven zu beruhigen?

5. Kennen Sie das Gefühl der Erleichterung, das sich beim Anzünden einer Zigarette einstellt?

6. Haben Sie schon einmal eine Zigarette direkt nach dem Aufstehen geraucht, noch vor dem Frühstück?

7. Haben Sie jemals zugegeben, dass Sie von Zigaretten abhängig sind?

8. Ist es so, dass Sie viel mehr essen, wenn Sie mit dem Rauchen aufhören?

9. Empfinden Sie Ihren Brustbereich als „Hohlkörper", wenn Sie eine Weile nicht geraucht haben?

10. Macht es Ihnen Angst, wenn Sie hin und wieder daran denken, mit dem Rauchen aufhören zu müssen?

11. Bezweifeln Sie Ihre Fähigkeit, aufs Rauchen vollständig und dauerhaft verzichten zu können?

12. Haben Sie jemals mit dem Rauchen aufgehört … um dann wieder von Ihrer "kleinen inneren Stimme" dazu verführt zu werden?

13. Fühlen Sie sich schlecht, ein Raucher zu sein?

14. Rauchen Sie auch, um sich besser konzentrieren zu können?

15. Haben Sie schon einmal Hilfe in Anspruch genommen, um von den Zigaretten loszukommen? (Hypnose, Bücher, Kaugummi, Pflaster usw.)

Fertig? – Gut. Keine Sorge, ich werde Ihnen jetzt nicht erzählen, dass Sie ab so oder so vielen Ja-Antworten nikotinabhängig sind oder es mit weniger als drei „Jas" nicht sind. Bei diesem Fragebogen geht es darum, Bewusstheit zu schaffen, eine Bewusstheit, die es Ihnen ermöglicht zu erkennen, dass Sie abhängig sind – falls Sie's nicht schon längst erkannt hatten.

Um dies zu verdeutlichen: nehmen Sie Frage 15 allein, und vergessen Sie die übrigen 14. Wer anders als jemand, der wirkliche Schwierigkeiten damit hat, mit dem Rauchen aufzuhören, würde Ratgeberliteratur dazu kaufen, sich hypnotisieren lassen, Nikotinpflaster ausprobieren oder Anti-Raucher-Kaugummi kauen?

Oder nehmen Sie jede beliebige dieser Fragen: Wer würde irgendeine davon mit Ja beantworten, wenn er nicht in die Kategorie „nikotinabhängig" fiele? Richtig, keiner!

Sie haben eine unbewusste Zustimmung zu Ihrer Abhängigkeit gegeben, schon als Sie sich dazu entschlossen haben, dieses Buch zu kaufen. So gesehen spiegelt die Anzahl der von Ihnen mit „Ja" beantworteten Fragen im Grunde nur noch den Grad und die Stärke Ihrer Nikotinabhängigkeit wider.

Die Vereinbarung, die wir jetzt gleich treffen werden, ist sehr wichtig. In dieser werden Sie sich selbst eingestehen, dass Sie nikotinabhängig sind, und dass Sie mit dem Rauchen aufhören werden. Wenn Sie damit einverstanden sind, a) nikotinabhängig zu sein und b) mit dem Rauchen aufzuhören, dann unterzeichnen Sie bitte gleich die nachfolgende Erklärung und fahren Sie mit dem nächsten Kapitel fort.

Sollten Sie immer noch Zweifel haben in beiderlei Hinsicht, lesen Sie sich bitte noch einmal den Fragebogen durch und betrachten Sie sich noch einmal genau aus einer neutralen Haltung heraus. Es ist nämlich sehr wichtig, dass Sie – oben vorgestellte Definition vorausgesetzt – einsehen, vom Nikotin abhängig zu sein, denn dies wird Ihnen später helfen, wenn es möglicherweise einmal etwas schwierig werden wird mit den Entzugssymptomen.

Sollten Sie sich Ihre Abhängigkeit nicht eingestehen, wird es mit an Sicherheit grenzender Wahrscheinlichkeit so sein, dass Sie sich durch Ihre „innere Stimme" sagen werden, dass Sie gar nicht wirklich ein solches Problem haben, sondern jetzt ruhig rauchen können, da Sie es ja im Griff haben und jederzeit aufhören können. Machen Sie sich bewusst, dass das in der Vergangenheit schon nicht funktioniert hat, sonst würden Sie nicht immer noch rauchen und aus dem Grund dieses Buch gekauft haben.

Die Verleugnung Ihrer Abhängigkeit ist genau das, was Ihre „kleine, innere Stimme" haben möchte. Und genau diese Verleugnung wird Sie an Ihrem Vorhaben scheitern lassen.

ERKLÄRUNG:

1. Ich bin von Nikotin abhängig.

2. Ich werde mit dem Rauchen aufhören, sobald ich

dieses Buch fertiggelesen habe.

Unterschrift:

....

Gratulation! - Nun, da Sie sich eingestanden haben, dass Sie nikotinabhängig sind, befinden Sie sich bereits auf einem guten Weg zum Nichtraucher!

Es gibt jedoch ein paar Dinge, die Sie noch über die Art Ihrer Abhängigkeit wissen müssen:

Egal, was Sie tun, Sie werden immer vom Nikotin abhängig sein.

Hört sich für Sie womöglich etwas sonderbar an, noch dazu in einem Buch, in dem es darum geht, die Abhängigkeit zu überwinden. Dennoch ist es von äußerster Wichtigkeit, dass Sie dies verstehen, sonst ist die Rückfallgefahr hoch.

Wenn Sie einmal eine Abhängigkeit entwickelt haben, dann können Sie nicht mehr von dieser Anfälligkeit in dem Sinne „geheilt" werden. Sie werden immer anfällig für solcherlei Versuchungen bleiben.

Selbst wenn Sie zwei Jahre lang absolut keine einzige Zigarette angerührt haben, besteht bei Ihnen weiterhin die Gefahr, dass Sie einmal schwach werden. Und sei es nur, um eine außergewöhnliche (Belastungs)-Situation zu überstehen (Die Geburt Ihres Sohnes, den Verlust eines Angehörigen usw.).

Sobald das Nikotin in Ihren Körper gelangt, setzt sich der ganze Prozess, den Sie zwei Jahre lang lahmgelegt hatten, wieder in Gang. Und wenn Sie diese eine Zigarette geraucht haben, werden Sie sich keine zwei Stunden später eine weitere anzünden wollen.

Die „kleine, innere Stimme", die zwei Jahre lang mehr oder weniger zum Schweigen verurteilt war, wird reaktiviert und erhebt sich plötzlich wieder. Und ehe Sie sich versehen, stecken Sie wieder mittendrin.

Der Dialog zwischen Verstand und Unterbewusstsein beginnt von Neuem:

U: „Okay, ich weiß, ich wollte nur diese Eine rauchen, aber es ist ja wirklich eine Ausnahmesituation. Heute Abend rauche ich noch, und ab morgen ist dann wieder Schluss damit!"

Ja, klar. Und morgen ist Weihnachten!

Dies kann nach zwanzig oder nach dreißig Jahren passieren, nach zweien sowieso. Also wie lautet die Lösung? – Ganz einfach: Gestatten Sie Ihrem Körper auch nach längerer Zeit Abstinenz unter keinen Umständen, Nikotin in sich aufzunehmen.

Auch nicht, wenn Sie sich besonders müde, hungrig, verärgert, glücklich, allein, gestresst oder anderweitig verwundbar fühlen. Oder, anders gesagt, konkreter: Rauchen Sie nie „diese eine noch", keine Pfeife, keine Zigarre, keinen Joint, keinen Tabak, auch keine besonders milde Zigarette. Sobald Nikotin – in welcher Form und in welchem Maße auch immer – in Ihren Körper gelangt, begeben Sie sich auf direktem Weg zurück in die Sucht.

Ich weiß, das klingt alles ziemlich abschreckend und entmutigend, und Sie werden sich fragen, ob Sie nicht einem lebenslangen und harten Kampf ausgesetzt sein werden. In gewissem Sinne „ja", Sie werden sich Ihr ganzes Leben lang damit auseinandersetzen müssen – weil es, wie schon erwähnt, keine absolute „Heilung" in dem Sinne bei Abhängigkeit gibt.

Andererseits: nachdem Sie sich mit Ihrer „inneren Stimme" arrangiert und dieselbe im Griff haben, werden Sie keine allzu großen Schwierigkeiten mehr haben, rauchfrei zu bleiben. Also seien Sie beruhigt. Sie werden gelegentlich auftretende Problemchen mit Ihrem erlernten Handwerkszeug meistern.

Im nächsten Kapitel befassen wir uns mit Schmerz und Schmerzempfinden, den stärksten Waffen Ihres Unterbewusstseins.

Zusammenfassung

1. Die meisten Menschen leiden unter einer Form von Abhängigkeit, und es ist keine Schande oder Schwäche, nikotinsüchtig zu sein.

2. Das Abstreiten oder Leugnen Ihrer Abhängigkeit ist integraler Bestandteil derselben.

3. Ihr Unterbewusstsein versucht Sie zum Rauchen zu bewegen, damit Sie die Entzugssymptome loswerden.

4. Dazu ist Ihrem Unterbewusstsein jedes Mittel recht, jede Rechtfertigung und jede Entschuldigung.

5. Sie haben sich Ihre Sucht eingestanden und eine Erklärung unterschrieben, dass Sie nach Ende dieses Buches mit dem Rauchen aufhören.

6. Sie haben verstanden, dass Sie immer, ein Leben lang, suchtanfällig bleiben werden.

7. Aber: solange Sie Ihrem Körper kein Nikotin mehr zuführen, erledigt sich dieses Problem praktisch von selbst.

Kapitel 2

MIT ENTZUGSSYMPTOMEN
KLARKOMMEN

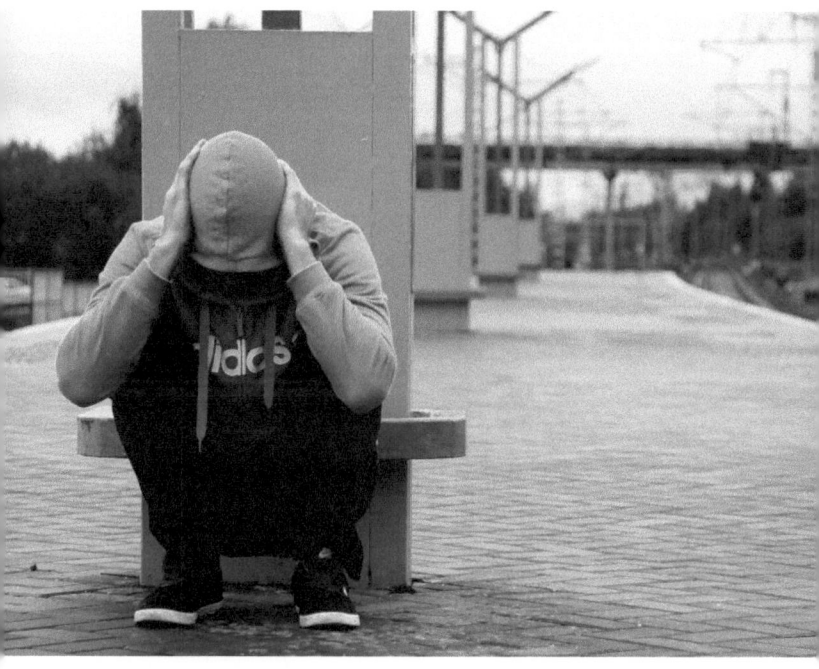

2. Mit Entzugssymptomen klarkommen

Wenn ich in diesem Buch den Begriff Schmerz verwende, dann beziehe ich mich nicht allein auf den physischen Schmerz, den Sie empfinden, sondern auch auf den psychischen. Schmerz, der Ärger, Missgunst, Gram, Verzweiflung, Einsamkeit, Schuld, Verbitterung, Hass, Traurigkeit, Depression und Angst beinhaltet.

Diese Formen und Ausprägungen des emotionalen Schmerzes sind erfahrungsgemäß die häufigsten, die auftreten werden, um Ihnen beim Versuch, mit dem Rauchen aufzuhören, das Leben schwer zu machen. Sie werden Ihnen zudem als Rechtfertigungen dienen, als Entschuldigungen dafür, dass Sie weiterrauchen – sofern Sie ihnen nicht widerstehen.

Weshalb ist es wichtig, diesen Schmerz einmal genauer unter die Lupe zu nehmen? – Ganz einfach: Jeder von uns hat seine eigene Schmerzgrenze, eine, die einzigartig ist und nur auf uns selbst zutrifft. Diese Schwelle wird zum einen Teil bereits bei der Geburt festgelegt und zum anderen durch unsere Erfahrungen, die wir im Leben machen, entwickelt. Sobald nun diese Schmerzgrenze überschritten wird, werden wir uns in der Regel zu Taten/Handlungen hinreißen lassen, die nicht unserem Willen unterliegen.

Beispiel: Jedem von uns ist schon mal ein Geheimnis anvertraut worden. Solange wir nur leichte Schläge auf den Hinterkopf erhalten, wird es uns vermutlich ein

Leichtes sein, diese für uns zu behalten. Drücken unsere Folterknechte in regelmäßigen Abständen glühende Zigarettenstummel auf unserem Handrücken aus, ist es doch sehr wahrscheinlich, dass wir alles preisgeben werden, was unsere Gegenüber verlangt (und wahrscheinlich noch viel mehr). Gute Vorsätze hin oder her!

Ein extremes Beispiel, zugegeben, aber es illustriert sehr deutlich die Verbindung zwischen Schmerz und Versagen, ein bestimmtes Vorhaben – einen Vorsatz – einzuhalten. Betrachten wir diese Verbindung im Zusammenhang mit dem Vorsatz, das Rauchen aufzugeben, dann wird schnell klar, dass die Chancen, sich an diesen Vorsatz zu halten, größer werden, je besser es Ihnen gelingt, alle Formen des (potenziellen) Schmerzes so gering wie nur möglich zu halten.

Sehen wir uns also zunächst einmal den Schmerz selbst an. Schmerz als solcher ist ein heikles Thema im Leben eines jeden Menschen, weil ihn außer Masochisten wohl keiner gerne verspürt. Umso leichter hat es Ihre „kleine innere Stimme", wenn Sie versucht, Ihre gesamte Aufmerksamkeit auf Ihr körperliches oder seelisches Befinden zu richten, nachdem Sie sich dazu entschlossen haben, mit dem Rauchen aufzuhören. Sie wird versuchen, Sie davon zu überzeugen, dass dieser Schmerz, den Sie im Augenblick verspüren, praktisch nicht auszuhalten ist, und natürlich, dass Sie diesen Schmerz deshalb verspüren, weil Sie nicht mehr rauchen – und dass Sie sich daher schleunigst wieder eine anzünden sollten (Selbstverständlich nur diese eine!). Zurück in der Wirklichkeit stellt sich heraus, dass fast jeder Tag neue Ausprägungen von physischem und emotionalem Stress hervorbringt. Sei es in Form von Kopfschmerzen, einer Auseinandersetzung am Arbeitsplatz, mit der Mutter oder dem Ehepartner, einer hohen Stromrechnung, Gelenkschmerzen oder einer heftigen Erkältung. Auch eine schlaflose Nacht oder ein geprellter Muskel ist denkbar. Genauso wie ein Freud'scher Versprecher, ein Wespenstich oder ein „blauer Brief" von der Schule. Und so weiter und so weiter! Dies ist lediglich eine kurze Liste mit Beispielen aus allen möglichen Bereichen des Lebens, und man könnte Sie beliebig verlängern.

Es ist traurig, aber leider wahr, dass für viele Menschen das Leben sehr schmerzhaft ist auf die eine oder andere Weise, auch über längere Zeit. Oft hat man es nicht leicht, wie der Volksmund sagt.

Das Rauchen sein zu lassen, bedeutet aber auf keinen Fall, dass es für Sie damit noch dicker kommt als ohnehin schon, dennoch kann es durchaus sein, dass Sie zu Beginn ein wenig mehr verwundbar sein werden. Dies allein kann ausreichen, um diesem möglichen Schmerz, der im Entzug auftritt, plötzlich all Ihre Aufmerksamkeit zukommen zu lassen, ihn in den Mittelpunkt Ihres Alltags zu stellen. Wieder wird sich Ihre „innere Stimme" melden und Ihnen erzählen, wie schön und schmerzlos doch alles war, als Sie noch geraucht haben. – War es natürlich nicht! Sie hatten lediglich keine Entzugssymptome.

Inwiefern können uns all diese Informationen nützen? – Nun, bereits wenn Sie sich im Klaren darüber sind, dass Sie möglicherweise eine Zeit lang ein wenig verwundbarer sind, befinden Sie sich in einer weitaus besseren Ausgangslage, mit dem erhöhten Schmerzempfinden effektiv umzugehen – und zwar, ohne dass Sie wieder zu rauchen anfangen.

Sie haben zugestimmt und sind bereit, zumindest ein wenig Schmerz auszuhalten.

Das ist gut, denn, sofern Sie Entzugserscheinungen wahrnehmen (was sehr wahrscheinlich der Fall sein wird), müssen Sie nicht gleich in Panik verfallen, Ihr großes Ziel aus den Augen verlieren und wieder das Rauchen anfangen. Im Gegenteil, Sie sind dann in der Lage, Ihr Unwohlsein genauer zu betrachten und sich selbst Folgendes zu sagen:

Dieses Unbehagen ist der Preis, den ich dafür bezahlen muss, um endlich Nichtraucher zu werden. Und ich habe eingewilligt, dies in Kauf zu nehmen.

Wenn Sie diese Einwilligung einmal gegeben haben, die Bereitschaft, ein wenig Schmerz auszuhalten, wird es Ihnen bald leichter fallen, mit den Entzugssymptomen umzugehen, nämlich dann, wenn Sie die in Kürze beschriebenen Techniken anwenden können.

Weiterhin werden Sie Ihren Schmerz verringern können, wenn Sie einen Perspektivenwechsel vollziehen, Ihr Unwohlsein von außen betrachten und nicht aus Sicht Ihrer fiesen kleinen „inneren Stimme", die Ihnen die ganze Zeit vorgaukelt, dass die Symptome nicht auszuhalten sind. Letzteres ist selbstverständlich eine Illusion, die Ihr Unter- bewusstsein schafft.

Die Entzugssymptomatik ist sehr wohl zu überstehen. Sie können sogar das Maß Ihres Unwohlseins bestimmen, indem Sie Ihre Gefühle mit einer relativ simplen Schmerzskala vergleichen. Bevor wir uns einer solchen Skala widmen, führen Sie doch einmal eine Art Körpercheck durch – von Kopf bis Fuß -, um festzuhalten, wie groß die Schmerzen sind, die Sie im Moment zu ertragen haben.

Und so wird's gemacht: Sobald Sie der Entzug zu quälen anfängt, fragen Sie sich bitte, was genau es ist, das Sie fühlen bzw. wie genau es sich anfühlt.

Im Folgenden erhalten Sie eine Liste mit üblicher Weise berichteten Symptomen des Nikotinentzugs, und es ist äußerst wahrscheinlich, dass Sie die Ihrigen darunter finden werden:

- Das Gefühl einer Art „Leere" im Brustbereich
- Ein Hungergefühl
- Das Gefühl von Müdigkeit
- Kopfschmerzen
- Mundtrockenheit

- Verwirrtheit
- Allgemeine Reizbarkeit
- Gefühle der Hilflosigkeit und/oder Schwäche

Diese Symptome machen den Großteil der Gefühle aus, die Sie als eine Folge des Entzuges haben mögen. Weil ein jeder von uns einzigartig ist in seiner physischen und psychischen Anlage und Verfassung, ist es natürlich möglich, dass Sie noch andere Symptome als die oben erwähnten verspüren. Auch werden die Symptome gerade wegen unserer Einzigartigkeit – je nach Sensibilität – in unterschiedlicher Stärke empfunden.

Das heißt, vielleicht haben Sie Glück und gehören zu der Sorte, die so gut wie keine Schwierigkeiten haben, den Symptomen zu begegnen, schlicht deshalb, weil Sie diese als gar nicht so heftig empfinden.

Wahrscheinlicher ist jedoch, dass Sie – wie die meisten – das ein oder andere Symptom nur schwer ignorieren können und sehr wohl darunter leiden. Dann empfiehlt es sich, jedes einzelne davon anhand der folgenden Skala einzustufen:

1 - Überhaupt keine Schmerzen

2 - Fast keine Schmerzen

3 - Wenig unangenehm

4 - Unangenehm

5 - Sehr unangenehm

6 - Extrem unangenehm

7 - Kaum auszuhalten

Und so bringen Sie Ihren "Körpercheck" mit dieser Schmerzskala in Verbindung: Nehmen wir an, Sie haben vor zwei Stunden mit dem Rauchen aufgehört und fangen an, erste Nikotinentzugssymptome festzustellen. Was tun Sie? – Zunächst machen Sie den „Körpercheck" von Kopf bis Fuß, um konkret zu sehen, wo genau das Problem liegt.

Ein typischer Check sieht ungefähr so aus:

- Kopf – ein leichter Druck im Kopf.
- Hals und Rachen – OK.
- Arme – OK.
- Brust – eine Art Leere, wie ein Hohlkörper.
- Bauch – ein starkes Hungergefühl.
- Beine – fühlen sich müde an und ein wenig wie Pudding.
- Füße – OK
- Mentaler Zustand – ein wenig nervös, zappelig und gereizt.

Was Sie nun noch tun müssen, ist, jedes Ihrer Symptome einzeln zu betrachten und es mit Hilfe der Schmerzskala entsprechend einstufen. Ich kann Ihnen absolut garantieren, dass Sie überrascht sein werden – vorausgesetzt, Sie sind wirklich ehrlich zu sich selbst –

wie schwach jedes dieser Symptome ist, die Sie wahrnehmen. Wie gering Sie ein jedes davon einstufen.

Beispiel: eines der am häufigsten genannten Symptome ist das der „Leere in der Brust". Wenn Sie sich nicht bewusst vor Augen führen, wie wenig schlimm dieses Symptom eigentlich wirklich ist, sondern sich von Ihrer „kleinen inneren Stimme" austricksen lassen, werden Sie schneller als Ihnen lieb ist, das Handtuch werfen.

Schaffen Sie sich jedoch ein Bewusstsein dafür, dass Ihre „innere Stimme" versucht, Ihre ganze Aufmerksamkeit auf Ihr Schmerzempfinden zu lenken, und lernen, Ihren Schmerz realistisch einzuschätzen – anhand des Körperchecks und der Schmerzskala – werden Sie merken, dass der größte Teil des Schmerzes im Grunde reine Einbildung ist.

Eigentlich, werden Sie sagen, eigentlich ist es gar nicht so schlimm wie es sich zunächst angefühlt hat, das Empfinden der Leere in Ihrer Lunge. Letzten Endes ähnelt es mehr einer Art Hungergefühl oder vielleicht einem leichten Druck auf dem Brustbein. Mehr auch nicht.

Diese illusorische Wirkung trifft auf jedes Ihrer Symptome zu, und es liegt an Ihnen, sich nicht dieser Illusion hinzugeben und zu pauschalisieren. Betrachten Sie jedes einzelne Ihrer Symptome konkret dann, wenn es auftaucht, und ordnen Sie es anhand der vorgestellten Skala ein, um zu sehen, was es genau ist und wie stark es Sie überhaupt beeinträchtigt.

Wenn Sie diese Art „Übung" regelmäßig und ehrlich mit sich selbst durchführen, werden Sie feststellen, dass Sie in den seltensten Fällen einem Schmerz oder einem Unwohlsein ausgesetzt sind, das Sie höher als „ein wenig unangenehm" einstufen. Und wenn Sie diese Erfahrungen machen – was sehr wahrscheinlich ist –, dann werden Sie der „inneren Stimme" den Kernsatz ihrer Macht entziehen, der da lautet: Sie fühlen sich so schlecht, und es wird nur besser, wenn Sie wieder Eine rauchen!

Wenn Sie jetzt zu jenen Menschen gehören, deren Schmerzschwelle besonders niedrig ist (was Ihnen Ihre „innere Stimme" natürlich permanent einflüstert), auch dann, seien Sie beruhigt, auch dann gibt es Hoffnung. Selbst wenn die Entzugssymptome so stark sind, dass Sie sie stets ganz oben in der Skala ansiedeln, eröffnen sich dennoch ein paar Möglichkeiten für Sie. Zunächst ist es wichtig zu wissen:

Das Verlangen nach Nikotin verläuft in Schüben von 3 bis 5 Minuten.

An dieser Stelle ist es mir egal, für wie unerträglich Sie Ihre Schmerzen auch halten, denn es gibt keinen – aber auch wirklich keinen Menschen –, der, sofern er ernsthaft mit dem Rauchen aufhören möchte, nicht drei bis fünf Minuten dieses starke Unwohlsein tolerieren kann.

Denken Sie dran: drei bis fünf Minuten. Und Sie müssen hier nicht barfuß über glühende Kohlen gehen oder durch die Feuerhölle. Wir reden hier über drei bis fünf Minuten Leere oder Schmerzen im Brustbereich bzw. über Kopfschmerzen und Hungergefühl.

Außerdem: die Schübe dauern nicht nur lediglich drei bis fünf Minuten, sondern sie werden auch mit der Zeit weniger häufig und lassen in ihrer Intensität nach. Das bedeutet: überstehen Sie die ersten paar Tage, kommen Sie Ihrem Ziel schon beträchtlich näher. Bedenken Sie bitte: der Abgewöhnungsprozess wird nicht völlig schmerzfrei ablaufen, doch Sie waren damit einverstanden, diesen Preis zu zahlen!

Zum Abschluss dieses Kapitels gebe ich Ihnen zwei weitere hilfreiche Ratschläge an die Hand, besonders denjenigen von Ihnen, die gerade zu Beginn des Nikotinentzuges mehr Beistand benötigen.

Denken Sie an folgendes Sprichwort, wenn es einmal hart werten sollte. Es handelt sich um ein Sprichwort, das ehemals Abhängige oder Alkoholiker auf der ganzen Welt sich selbst vorzusagen pflegen, wenn sie einmal zu „flattern" anfangen:

Auch das wird vorübergehen!

Sie werden merken, dass auch schlechte Zeiten immer vorübergehen. Genauso wie gute. Und Sie wissen auch, dass es nicht immer hart sein wird im Leben, sondern nur hin und wieder und für eine absehbare Zeitdauer.

Ein Ratschlag, der auch weit verbreitet ist, und vor allem erfolgreich angewandt wird, und den Sie sicher auch schon einmal zuvor gehört haben bzw. auf anderem Gebiet gefolgt sind, lautet:

Denk nur von einem Tag zum anderen!

Damit ist gemeint: Wenn Sie mal wieder mit sich kämpfen und Ihre „innere Stimme" lauter wird, sagen Sie sich Folgendes: Egal, was passiert, ich werde die nächsten 24 Stunden nicht rauchen! Auf den ersten Blick hört sich das an wie die Lizenz zum Rauchen, und zwar nach exakt 24 Stunden. Dem ist jedoch selbstverständlich nicht so. Zunächst einmal werden Sie dann wahrscheinlich nicht mehr so schlechter Stimmung sein wie im Augenblick; vielleicht spüren Sie dann auch gar keine Symptome mehr, wer weiß. Sprich: Sie werden dann gar nicht rauchen wollen, Lizenz dafür hin oder her.

Zum anderen ist alles, was Sie nach diesen 24 Stunden tun müssen, nichts weiter, als einen neuerlichen Beschluss zu fassen, nicht zu rauchen, und zwar für die nächsten 24 Stunden.

Hört sich albern an? – Zunächst vielleicht. Doch bei genauerem Hinsehen, macht dieser erneute Beschluss Sinn. So sammeln Sie nämlich relativ schnell relativ viele Tage, um sich weit genug von Ihrem „Tag Null" zu entfernen. Und je mehr Tage Sie auf diese Weise schaffen, umso wahrscheinlicher wird Ihr endgültiger Erfolg sein.

Zusammenfassung

1. Es gibt viele verschiedene Arten von Symptomen, Schmerz und Unwohlsein.

2. Jeder Mensch hat eine individuelle Schmerzgrenze.

3. Jedes Symptom lässt sich konkret benennen und in eine Intensitätsskala einstufen!

4. Das intensive Verlangen nach Nikotin dauert höchstens drei bis fünf Minuten.

5. Diese Zeitspanne wird wie alles andere im Leben vorübergehen.

6. Denken Sie von Tag zu Tag. Das hilft Ihnen in harten Zeiten.

7. Denken Sie an Ihr Versprechen, ein wenig Schmerz und Unbehagen auszuhalten.

Kapitel 3

DER TEUFEL STECKT IM
UNBEWUSSTEN

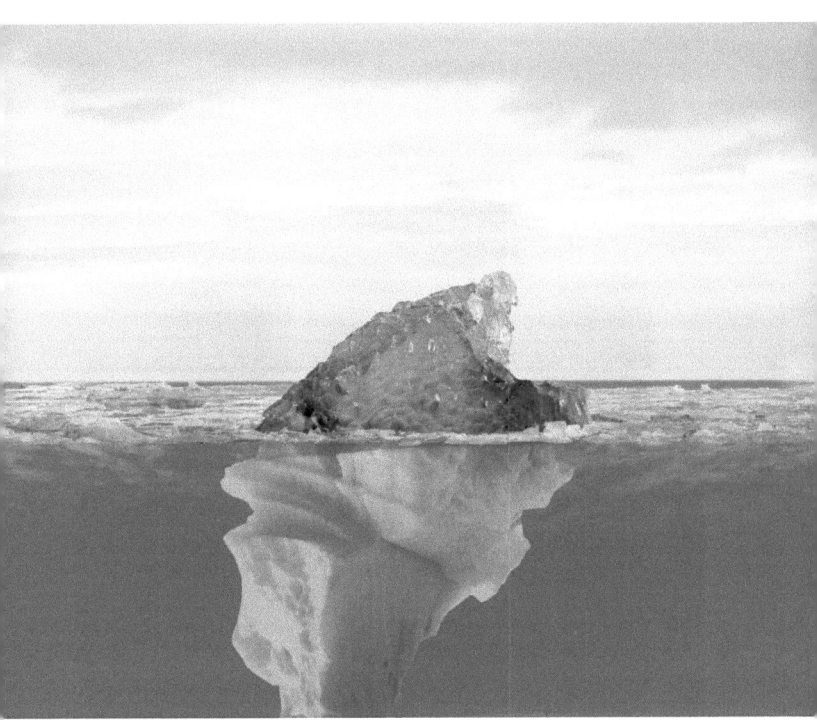

3. Der Teufel steckt im Unbewussten

In diesem Kapitel befassen wir uns mit Ihrer "kleinen inneren Stimme", deren raffinierter Taktik sowie den Möglichkeiten, die Sie haben, ihr zu begegnen, wenn diese wieder einmal versucht, Sie zum Rauchen zu bewegen.

Wir steigen an der Stelle ein, wo sich Ihr Unterbewusstsein zum ersten Mal meldet, nämlich wenige Stunden, nachdem Sie mit dem Rauchen aufgehört haben. Bereits jetzt hat es erkannt, dass Sie aufhören möchten, und schon jetzt beginnt es damit, Ihnen Hindernisse in den Weg zu legen.

Während Sie dieses Buch lesen, fangen Sie vielleicht an zu denken, dass es bestimmt besser wäre, den Inhalt erst einmal sacken zu lassen und erst mit Beginn des nächsten Monats damit anzufangen, Ihren Entschluss in die Tat umzusetzen. Oder: Sie beginnen sich zu fragen, ob diese Art der Selbstanalyse überhaupt das Richtige für Sie ist, oder ob Sie nicht doch lieber ein Nikotinpflaster versuchen sollten.

Noch einmal: Wenn Sie darauf hören, ist Ihr Versuch bereits zum Scheitern verurteilt!

Der realistische Weg, mit dem Rauchen endlich Schluss zu machen, besteht darin, Ihre kleine, fiese „innere Stimme" in die Schranken zu weisen. Und zwar, indem Sie sich bereit erklären, einen gewissen Preis dafür zu zahlen: nämlich, ein wenig Unwohlsein auszuhalten, sich für diesen Schritt zu entscheiden, ihn dann umzusetzen und dabei zu bleiben. Egal, was passiert. Punkt.

Was Sie über Ihre "kleine, innere Stimme" wissen müssen:

Zunächst einmal sollten Sie sich im Klaren darüber sein, dass diese „Stimme" sich nicht anders äußert als Ihre alltäglichen Gedanken. Wenn das so ist, fragen Sie, wie kann ich dann unterscheiden zwischen bewusst und unbewusst? – Nun, die Antwort ist relativ einfach: Sie haben eine bewusste Entscheidung getroffen, mit dem Rauchen aufzuhören. Es gibt keinen, aber auch wirklich gar keinen stichhaltigen und zulässigen Grund, diese Entscheidung umzukehren.

Das bedeutet: jeder Gedanke, der sich einschleicht, um Sie wieder zum Rauchen zu bewegen, muss einer sein, der von Ihrem Unterbewusstsein kommt in Form dieser „kleinen inneren Stimme" und mit dem Versprechen, Ihr Unwohlsein, sprich: Ihre Entzugssymptome, loszuwerden.

Alles, was Sie demnach zu tun haben, ist, bei sich festzustellen, ob Sie irgendwelche Entschuldigungen oder Rechtfertigungen fürs Wiederanfangen sich zu Recht zu legen im Begriff sind. Falls dem so ist, können Sie sich sicher sein, dass es sich um Ihr Unterbewusstsein handelt. Einfach, nicht?

Lassen Sie uns einmal einen gemeinsamen Blick auf die Liste der üblichen Rechtfertigungen werfen. Einige davon werden Sie bestimmt schon kennen, wenn nicht, dann werden sie Ihnen möglicherweise bald begegnen. Ich werde Ihnen im Anschluss jeweils wirksame Maßnahmen empfehlen, die Ihnen helfen werden, mit diesen für Ihr Vorhaben negativen Gedanken umzugehen.

Mit ein wenig Übung werden Sie feststellen, dass dies im Grunde gar nicht so schwierig ist.

Hier nun ein paar dieser üblichen Rechtfertigungsgedanken, die zu einem Rückfall führen können:

1. „Ich werde jetzt nur diese eine Zigarette rauchen und dann wieder damit aufhören!"

Dies ist mit großem Abstand die gebräuchlichste Entschuldigung, die angeführt wird, um sich auf schnellem Wege der Entzugssymptomatik zu entledigen. Unglücklicherweise führt sie fast immer zurück in den permanenten Zigarettenkonsum, weil einfach wieder Nikotin in Ihren Körper gelangt. Das heißt, Sie fangen wiederum bei „Null" an. Das Verlangen nach einer zweiten Zigarette wird so stark sein, dass Ihre „innere Stimme" wenig bis keine Mühe mehr hat, Sie rumzukriegen. Diese Art zu scheitern, ist besonders schlimm für Ihr Ego, weil Ihr Glaube an sich selbst komplett unterminiert wird. Erst sagen Sie „Okay, diese eine noch", dann erweitern Sie „auf diesen einen Tag noch", bevor Sie dann „mit dem Ende der Woche" wieder aufhören möchten. Auf diese Weise verlieren Sie all Ihre Entschlusskraft, und die einzige Möglichkeit, dies zu verhindern, ist:

Rauchen Sie keine einzige Zigarette mehr!

Nehmen Sie nicht mal mehr einen Zug. Wenn sich also Ihre „innere Stimme" meldet und Ihnen einsagt: „Okay, eine noch!" (und ich garantiere Ihnen, sie wird dies tun!), seien Sie bitte vorbereitet und erwidern: „Nein, das ist es nicht wert – wenn ich das tue, werde ich mit ziemlicher Sicherheit scheitern."

2. "Ich fühle mich, als klappe ich gleich zusammen. Ich werde besser zu einem anderen Zeitpunkt aufhören."

Auch dies ist eine sehr gerne beanspruchte Rechtfertigung und lässt viele an ihrem Vorhaben scheitern. Überlegen Sie doch einmal: Zu einem anderen Zeitpunkt aufzuhören, ändert nichts, sondern zieht dieselbe Situation nach sich, in der Sie sich im Augenblick befinden. Sie werden sich genauso unwohl fühlen wie jetzt und täuschen sich lediglich selbst, um das gegenwärtige Unwohlsein loszuwerden. Darüber hinaus ist es sehr unwahrscheinlich, dass Sie zusammenklappen werden, und eher wahrscheinlich, dass es relativ schnell vorübergeht. Setzen Sie sich am besten auf einem festen Untergrund auf einen Stuhl und denken Sie an das Sprichwort: „Auch dies wird vorübergehen!"

Denken Sie bitte auch daran, dass Sie damit einverstanden waren, ein wenig Schmerz zu ertragen, und dass dieses kurzfristige Unbehagen ein kleiner Preis ist im Vergleich dazu, was Sie am Ende an Erfolg davontragen.

Wenn sich also Ihre „innere Stimme" meldet und Ihnen suggeriert, dass Sie gleich zusammenklappen werden und besser zu einem anderen Zeitpunkt mit dem Rauchen aufhören sollten, entgegnen Sie ihr bitte: **„Es gibt keinen besseren Zeitpunkt als den jetzigen. Es ist im Augenblick nur ein wenig unangenehm, aber das geht schnell vorüber."**

3. "Mein Tag heute war einfach nur schrecklich. Ich brauche jetzt unbedingt eine Zigarette!"

Egal, wie schlimm Ihr Arbeitstag auch war, zu rauchen macht ihn keinen Deut besser. Sie wissen das. Ob Sie jetzt rauchen oder nicht, es wird immer gute und schlechte Tage geben – that's life.

Außerdem: das können Sie nicht verhindern. Es ist doch unrealistisch zu glauben, dass eine Zigarette alles verändern wird. Was sich ändern wird, ist, dass, wenn Sie wieder eine rauchen, Sie von einem erfolgreichen Nichtraucher zu einem gescheiterten werden. Und das wollen Sie doch nicht, oder?

Also: Meldet sich Ihre „innere Stimme" und sagt Ihnen, dass Sie nach solch einem harten Tag eine Kippe verdient haben, schütteln Sie den Kopf und antworten Sie klar und bestimmt:

„Nein, ich weiß, dass das Leben manchmal schwierig ist, aber es ist lediglich ein schlechter Tag gewesen, mehr nicht. Kein Grund, eine Zigarette zu rauchen, die ohnehin nichts daran ändern wird. Der Tag ist so wie er ist. Ich rauche trotzdem nicht, und dies macht mich stolz und glücklich."

4. „Ich bin verärgert und lasse meinen Frust an meinen Kindern und meinem Mann/meiner Frau aus. Das ist nicht in Ordnung. Zur Beruhigung rauche ich erstmal eine!"

Was wirklich nicht in Ordnung ist, ist, dass Ihre Lieben Sie irgendwann einmal im Krankenhaus besuchen müssen, weil Sie dort wegen einer durchs Rauchen verursachten schweren Krankheit liegen. Was auch nicht in Ordnung ist, dass Ihre Liebsten dem Passivrauchen ausgesetzt sind und Sie ihnen als schlechtes Vorbild dienen. Das ist nicht in Ordnung! Wenn Ihnen Ihre Familienmitglieder, Freunde und Bekannten wirklich am Herzen liegen, dann unterlassen Sie das Rauchen. Ihre temporär schlechte Laune werden die anderen schon ertragen. Da machen Sie sich mal keine Sorgen.

Also: Sollte Ihnen Ihre „innere Stimme" versuchen, Schuldgefühle zu machen, im Sinne von: Ihre Familie leidet unter Ihrer schlechten Stimmung, entgegnen Sie ihr: **„Dies ist lediglich eine vorübergehende Phase. Sie werden auf lange Sicht weit mehr darunter leiden, dass ich wieder anfange zu rauchen."**

5. "Ich nehme extrem zu, seit ich nicht mehr rauche. Um das wieder in Griff zu kriegen, fange ich besser wieder damit an."

Da dies eine der am häufigsten vorgebrachten Entschuldigungen ist (besonders von Frauen), beschäftigt sich später ein ganzes Kapitel (6) mit Antworten darauf.

Es gibt überhaupt keinen Grund dafür, an Gewicht zuzulegen, wenn Sie dies nicht möchten. Selbst wenn Sie den Anweisungen zur Gewichtskontrolle später nicht folgen möchten, werden Sie merken, dass jedwede Gewichtszunahme in diesem Zusammenhang lediglich vorübergehend ist und nach nur wenigen Monaten wieder zurückgeht. Verglichen mit den Vorteilen, die Sie durchs Nichtrauchen haben werden, sollte diesem ganzen landläufige Gerede von möglicher Gewichtszunahme nicht zu große Bedeutung beigemessen werden, denn diese Sache ist wirklich kontrollierbar.

Wenn sich also Ihre „innere Stimme" rührt und Ihnen suggeriert, dass Rauchen die Lösung bei Übergewicht ist, sagen Sie sich:

**„Nein, diese Gewichtszunahme ist vorüber-
gehend und ich kann ihr begegnen, indem ich
den Anweisungen in diesem Buch folge."**

6. "Ich rauche nur dann, wenn ich mit Freunden in die
Kneipe gehe."

Bei diesem Gedanken sollten Sie besonders auf der Hut
sein. Sobald Sie nämlich auch nur ein bisschen Alkohol
getrunken haben, sinkt die Hemmschwelle zu rauchen
bei Ex-Rauchern beträchtlich, und Ihre „innere Stimme"
wird sofort Ihre Schwäche ausnutzen und auf Sie
einreden. Sehr viele ehemalige Raucher greifen wieder
zur Zigarette, wenn Sie mit Freunden in die Kneipe
gehen oder auch zu Hause das ein oder andere Glas
Bier oder Wein zu sich nehmen. Es gibt auch eine
direkte Verbindung zwischen der Menge, die Sie
trinken, und der Wahrscheinlichkeit, dass Sie wieder
mit dem Rauchen anfangen. – Je mehr Drinks desto
wahrscheinlicher der Rückfall.

Es ist sehr wichtig, hier auf die wechselseitige
Beziehung zwischen Alkohol und Nikotin hinzuweisen,
denn jedes Mal, wenn Sie eben in eine Kneipe gehen,
begeben Sie sich in eine Situation, in der Sie
automatisch einem höheren Rückfallrisiko ausgesetzt
sind. Dessen sollten, nein, müssen Sie sich bewusst
sein. Die beste Lösung ist, so lange keinen Alkohol zu
trinken, bis Sie sich absolut sicher sind, dass für Sie
kein Rückfallrisiko mehr besteht. Die Kombination
„Alkohol – Nikotin" ist so ungünstig, dass ich Ihnen
diese Lösung, nämlich vorübergehend komplett auf

Alkohol zu verzichten, an dieser Stelle auch empfehle. Ich kann verstehen, dass das für Sie möglicherweise eine weitere Belastung zusätzlich zum Nichtrauchen darstellt. Falls Sie dennoch auf das ein oder andere Glas nicht verzichten möchten, gibt es auch dafür ein paar gute Tipps, um das Rückfallrisiko zu minimieren:

- Trinken Sie die ersten zwei Wochen, nachdem Sie aufgehört haben zu rauchen, bitte keinen Alkohol.

- Trinken Sie dann weniger häufig.

- Gehen Sie in eine Kneipe, versuchen Sie zunächst, Antialkoholisches zu trinken.

- Falls Sie Alkohol trinken möchten, trinken Sie auf keinen Fall zu viel auf einmal.

- Bitten Sie Ihre Begleiter, Sie vom Rauchen abzuhalten, falls Sie doch in die Versuchung kommen, sich eine Zigarette anzustecken.

- Nehmen Sie zu Ihrem Partner/einem Familien- mitglied per Telefon Kontakt auf, sobald Sie in der Bar oder Kneipe den Drang zu rauchen verspüren, oder lassen Sie sich von Zeit zu Zeit anrufen, um Unterstützung und Zuspruch zu erhalten.

Denken Sie daran: all diese Maßnahmen sind nur vorübergehend. Schon bald, gewöhnlich nach ein paar Wochen, werden Sie selbst stark genug sein, alle

Situationen ohne fremde Hilfe zu meistern – und v.a., ohne zu rauchen! Wenn Sie also mit Ihren Freunden unterwegs sind und sich Ihr Unterbewusstsein melden sollte, sagen Sie sich bitte:

„Nein, um mit anderen Leuten zu verkehren, benötige ich keine Zigarette. Und wenn ich es jetzt in dieser Situation schaffe, werde ich die Zigaretten bald schon überhaupt nicht mehr vermissen."

7. "Hey, ich pfeif' jetzt drauf und werde Eine rauchen. Egal, welche Konsequenzen das hat!"

Vielleicht hätte ich diesen Satz, diesen Negativ-gedanken, gleich an oberste Stelle setzen sollen. Ohne Zweifel werden Sie ihm irgendwann einmal begegnen. Er ist eine sehr mächtige und zugleich verheerende Waffe im Arsenal Ihres Unterbewusstseins.

Letzteres hat nämlich inzwischen kapiert, dass Sie auf einem guten Weg sind und es mit Hilfe dieses Buches so gut wie sicher schaffen werden und durchhalten.

Was tut es also? – Es versucht Ihnen den Zugang dazu zu verstellen, indem es Ihnen zuflüstert, alles was Sie gehört bzw. gelesen haben zu vergessen, indem es Ihnen eine einzige schlechte Entscheidung abzuringen versucht. Eine, die nicht auf Logik basiert, sondern allein auf Ihrem Gefühl. Und das ist im Augenblick schlecht, weil Sie Entzugssymptome spüren.

Vereinfacht kann dies folgendermaßen lauten: „Du fühlst Dich furchtbar schlecht. Denk dran, eine Zigarette nimmt dir den Schmerz auf einen Schlag. Vergiss alles andre. Rauch' einfach Eine!"

Dies ist eine Killer-Taktik! Und Sie müssen sich vor ihr besonders hüten! Sobald ein Gedanke im Sinne von „Mir jetzt egal" in Ihnen hochkommt, seien Sie bereit, diesem energisch entgegenzutreten. Sagen Sie sich bitte eindringlich: „Zwar scheint es mir im Augenblick egal zu sein, wieder mit dem Rauchen anzufangen, doch dies ist lediglich ein vorübergehendes Gefühl. Eine zu rauchen, würde das ganze Vorhaben zerstören. Ich merke, dies ist eine Taktik meines Unterbewusstseins und ich werde nicht darauf hereinfallen."

Es wird viele solcher Situationen geben, glauben Sie mir, und deshalb ist es unabdingbar, dass Sie in diesem Zusammenhang Ihr Unbewusstes als Ihren schlimmsten Feind betrachten.

Zeigen Sie Stärke

Gehen Sie also das Ganze so an, als sei es eine persönliche Auseinandersetzung zwischen Ihnen und Ihrer „kleinen inneren Stimme" und als hinge Ihr Leben davon ab. Und in vielen Bereichen hängt Ihr Leben auch wirklich davon ab, mal mehr, mal weniger. Machen Sie sich diese Tragweite immer wieder bewusst. Dabei ist es eben hilfreich, Ihre „innere Stimme" zu personalisieren. Und zwar als jemanden,

den Sie kennen und den Sie wirklich nicht mögen. Jedes Mal, wenn sich das Unbewusste meldet, ist es eben diese Person, die Ihnen Schlechtes will.

Weiterhin hilfreich ist, sich immer dann, wenn Sie Ihre "innere Stimme" entlarvt und "besiegt" haben, selbst zu gratulieren, auf die Schulter zu klopfen. Schlagen Sie gut sichtbar ein Blatt Papier an die Wand und setzen Sie ein Häkchen, wenn Sie mal wieder stärker waren als Ihr Unbewusstes. Nur um auch visuell vorgeführt zu bekommen, wie stark Sie geworden sind! Sie werden sehen: diese „kleine innere Stimme" kann mit Übung relativ einfach bezwungen werden, wenn Sie sie erst einmal durchschaut haben und fest dazu entschlossen sind.

Alles, was Sie jetzt noch benötigen, um damit anzufangen aufzuhören, ist eine geeignete Struktur, die Sie in Ihrem Vorhaben unterstützt. Und genau damit befasst sich das nächste Kapitel.

Zusammenfassung

Inzwischen sind Sie an einem Punkt angelangt, an dem Sie so gut wie bereit sind, den Kampf gegen Ihr Unbewusstes aufzunehmen:

1. Sie sind sich darüber im Klaren, dass Sie akut nikotinsüchtig sind und dass ein Zigarettenentzug Ihnen Unwohlsein bereitet.

2. Sie haben erkannt, dass Ihr Unterbewusstsein alle möglichen Tricks aus dem Hut zaubern wird, die Sie zum neuerlichen Rauchen verleiten sollen. Beispielsweise, indem es Ihnen Entschuldigungen und Rechtfertigungen einflüstert, oder indem es Ihren Schmerz größer erscheinen lässt, als er in Wirklichkeit ist.

3. Sie haben allerdings auch gelernt, wie Sie Bewusstes von Unbewusstem unterscheiden, und wie Sie Ihren Schmerz bzw. Ihre Symptomatik richtig einordnen.

4. Sie wissen jetzt, dass wirklich schwere Entzugssymptome in der Regel nicht länger als wenige Minuten andauern und vorübergehend sind.

5. Sie wissen also auch, dass Sie, wenn Sie von der Entzugssymptomatik sehr häufig heimgesucht werden, „von Tag zu Tag" oder gar „von Stunde zu Stunde" leben sollten.

6. Und schließlich sind Sie fest davon überzeugt, dass es niemals auch nur einen triftigen Grund gibt, wieder mit dem Rauchen anzufangen, auch wenn Sie eine Zeit lang verwundbar scheinen und sehr dagegen kämpfen müssen.

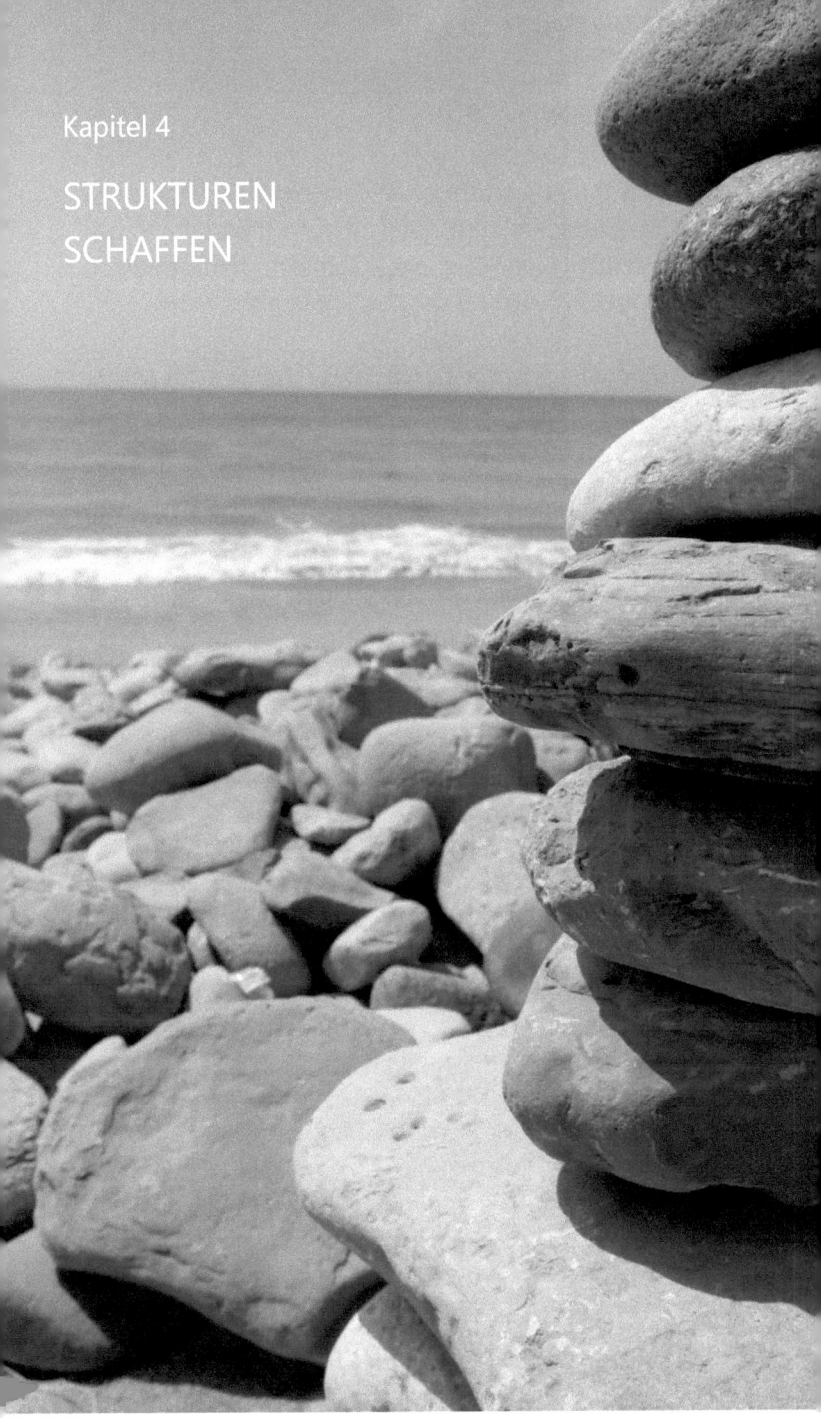

Kapitel 4

STRUKTUREN
SCHAFFEN

4. Strukturen schaffen

Was ich Ihnen jetzt sage, ist von enormer Bedeutung für Ihr Vorhaben: Ihre Aussicht auf Erfolg erhöht sich beträchtlich, wenn Sie die folgenden Hilfsstrategien beherzigen, die ich Ihnen gleich vorstellen werde.

Ich sage das in dieser Deutlichkeit, weil dies für Leute, die unter einer Abhängigkeit leiden, häufig zum Stolperstein auf deren Weg in die Unabhängigkeit wird. Abhängige sträuben sich von Haus aus sehr stark dagegen, Hilfe zu suchen und Unterstützung jeglicher Art in Anspruch zu nehmen. Das ist insofern eigenartig, als dieser Widerwille Abhängige in manchen Fällen gar das Leben kostet.

Es gibt einige Gründe, warum dem so ist, und es ist wichtig, dass Sie ein paar davon kennen. Wenn Sie eine jener Personen sind, die beim Gedanken an Unterstützung zusammenzucken, werden Sie davon profitieren. Denn: Adäquate Unterstützung macht in vielen Fällen eben den Unterschied aus zwischen Erfolg beim Absetzen – und Misserfolg! Der Hauptgrund für den Widerwillen, Hilfe anzunehmen, ist folgender:

Sie möchten nicht schwach und hilfsbedürftig erscheinen!

Die westliche Gesellschaft neigt dazu, ihre Bürger so zu sozialisieren, dass diese glauben, es sei falsch, andere um Hilfe zu bitten, und dass ein jeder in der Lage sein sollte, mit sich allein klarzukommen. Tatsächlich kollidiert diese falsche Vorstellung jedoch häufig mit der Realität, denn: es erfordert Charakterstärke, um Hilfe zu bitten, und eine reife und realistische Einschätzung der eigenen Grenzen. Diejenigen, die stark genug sind, um Hilfe zu erbitten, zeigen in der Tat Charakter und demonstrieren ihre Hilfsbedürftigkeit, während andere sich noch darüber Sorgen machen, was wohl die Leute über sie denken werden.

Ein zweiter wichtiger Grund ist:

Viele Abhängige glauben, dass sie keine Unterstützung brauchen und dass sie selbst in der Lage sind, mit dem Problem fertig zu werden.

Sollten Sie zu dieser Personengruppe gehören, dann bedenken Sie bitte Folgendes: Wenn Sie es besser wissen und keine Unterstützung brauchen, wie kommt es, dass Sie dann immer noch rauchen? Da hapert es doch offensichtlich gewaltig mit Ihrer Strategie. Ihre Versuche, mit dem Rauchen aufzuhören, sind allesamt gescheitert, andernfalls würden Sie nicht immer noch nach einem geeigneten Weg suchen. Betrachten Sie sich die folgende Frage bitte einmal sehr genau. Sie ist möglicherweise der Schlüssel zu Ihrem Erfolg: Was, wenn es lediglich die bislang fehlende Unterstützung war, die Sie hat scheitern lassen, mit dem Rauchen aufzuhören? – Das wäre doch fatal! Finden Sie nicht? – Zumindest lohnt es sich, dies einmal zu bedenken und künftig mit einzubeziehen.

Ein weiterer Grund dafür, dass substanzabhängige Personen nicht gerne Hilfe in Anspruch nehmen, liegt darin, dass dies häufig Leute sind, die es anderen recht machen und nicht zur Last fallen wollen. Sie fürchten außerdem, dass derjenige, den sie um Hilfe bitten, nein sagen könnte, und sie mit dieser Abweisung zurechtkommen müssten.

All dies befürchten sie und sie gelangen so zu der Auffassung, eher keine Unterstützung zu ersuchen, sondern besser, es allein zu versuchen. Wenn Sie also jemand sind, der genau so denkt, dann täuschen Sie sich selbst, nur um ein wenig Überwindung aus dem Weg zu gehen, die es mit sich bringt, andere um einen Gefallen zu bitten. Ja, es ist wieder Ihre „kleine innere Stimme", die sich meldet. Hören Sie nicht auf sie, denn der Preis, den Sie dafür zahlen müssen, ist hoch!

Die Schlüsselbotschaft hier ist, dass es normal ist, einen gewissen Widerwillen zu verspüren, (fremde) Hilfe anzunehmen, dass Sie sich jedoch nicht davon abhalten lassen sollten, Unterstützung zu suchen, da dies Ihre Erfolgsaussichten enorm vergrößert. Zu glauben, Sie seien eine Ausnahme, ist an dieser Stelle einfach nicht angebracht. Andere um Hilfe zu bitten, bedeutet nicht, schwach zu sein. Im Gegenteil, schwach ist lediglich, davor Angst zu haben, jemanden um Unterstützung zu bitten. Sich Sorgen darüber zu machen, was andere denken könnten.

Fragen Sie sich noch einmal: Warum rauche ich eigentlich noch, wenn ich es doch besser weiß, wenn ich es doch allein schaffe? Und halten Sie sich vor Augen: wenn Sie gefragt und um Hilfe gebeten würden, würden Sie Ihre Freunde dann nicht auch unterstützen? – Sehen Sie! Sie würden sich sogar geschmeichelt fühlen, dass Sie als Vertrauensperson auserwählt wurden, als jemand der den Unterschied ausmachen kann. Wie Sie also sehen, sind solche „Helfer" und solche unterstützende Maßnahmen äußerst sinnvoll, und es gibt keinen Grund, diese nicht in Anspruch zu nehmen, trotz der Befürchtungen, die Ihr Unterbewusstsein hegt.

Bevor wir uns die Strategien im Einzelnen ansehen, hier noch der Hinweis, dass Sie sich diese nicht gleich alle merken und umsetzen müssen. Im letzten Kapitel des Buches werden diese nochmals in einer Art „Schlachtplan" zusammengefasst.

Eines ist sicher: Mit den nun folgenden Strategien, <u>sofern diese strikt angewandt werden</u>, ist es schwieriger zu scheitern als erfolgreich mit dem Rauchen aufzuhören. Glauben Sie mir!

Zusammenfassung

1.Als Einzelkämpfer laufen Sie Gefahr, in kritischen Situationen oder schwachen Momenten die Kontrolle zu verlieren und rückfällig zu werden.

2. Sorgen Sie deshalb für ein rettendes "Ankersystem", indem Sie andere (Freunde, Bekannte, Familien-

mitglieder) in Ihr Vorhaben einweihen und darum bitten, als Art "Notfallhelfer "zur Verfügung zu stehen.

3. Denken Sie dran: um Hilfe zu bitten, ist keine eigene Schwäche, sondern zeugt von Intelligenz und Weitsicht.

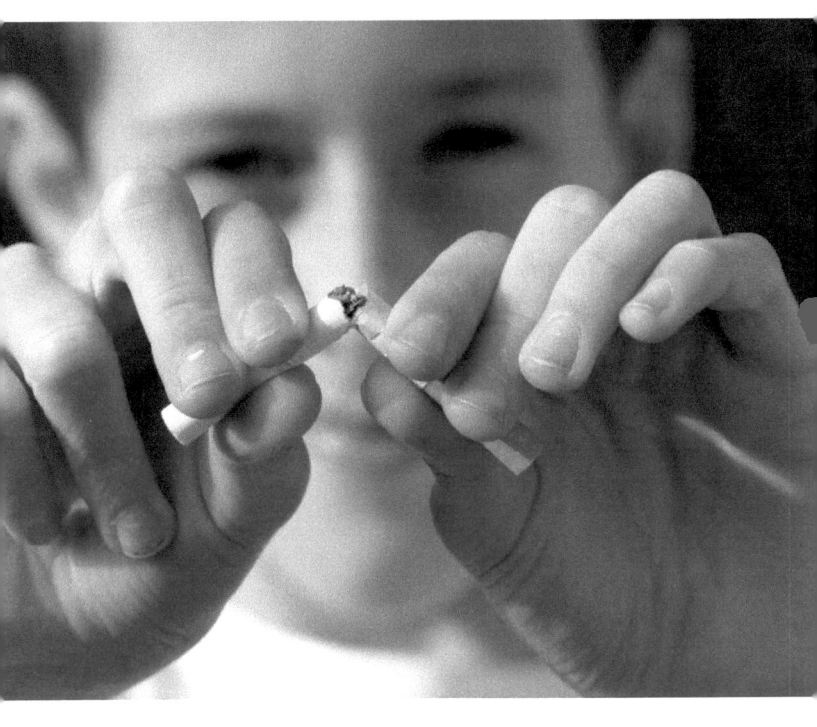

Kapitel 5

ERFOLGSSTRATEGIEN ENTWICKELN

5. Erfolgsstrategien entwickeln

1. Erzählen Sie jedem, aber auch wirklich jedem, den Sie kennen, dass Sie mit dem Rauchen aufgehört haben. Und sagen Sie, dass Sie es dieses Mal endgültig geschafft haben. Erzählen Sie außerdem, dass Sie nie wieder Eine rauchen werden, und falls doch, dass Sie dann ein einziger Dummkopf und Schwätzer sind. Noch besser: erzählen Sie das Ganze auch Ihren Arbeitskollegen, Feinden (falls Sie welche haben) und Leuten, mit denen Sie nicht so gut auskommen.

Sie müssen kein Psychologe sein, um zu erkennen, welcher Trick dahintersteckt. Je mehr Leuten Sie davon erzählen und je bestimmter Sie dabei auftreten, umso schwerer tun Sie sich anschließend damit, wieder mit dem Rauchen anzufangen. In schwierigen Momenten, wenn Sie mal so richtig unter den Symptomen leiden, hilft oft der Gedanke, vor all den Freunden und Kollegen das Gesicht zu verlieren. Zumindest so lange, bis der Schub vorbei ist. Natürlich kann es sein, dass Sie Angst vor dieser Methode haben für den Fall, dass Sie wirklich scheitern sollten, doch wenn Ihnen das Angst macht, welch bessere Methode kann es geben? – Also: ran ans Werk, wenden Sie diese Methode an!

2. Bitten Sie all Ihre Familienmitglieder, Freunde, Kollegen und Partner darum, Sie zu unterstützen, indem diese Sie a) ernst nehmen

in Ihrem Vorhaben und b) Ihnen auf gar keinen Fall eine Zigarette anbieten.

Auch dieser Punkt ist nahezu selbsterklärend. Wenn Sie nämlich nicht ernst genommen werden, werden Sie auch leichter rückfällig, weil man es Ihnen „ohnehin nicht zutraut". Aber Vorsicht: es wird Personen geben, die Ihren Entschluss wirklich nicht für ernsthaft halten, egal wie sehr Sie das verdeutlicht hatten.

Diese werden Sie sogar dazu ermutigen, wieder zu rauchen. Und zwar deswegen, weil sie sich selbst bedroht fühlen von Ihrer Ansage, Ihre Abhängigkeit zu überwinden. Diese Personen haben wenig bis kein Vertrauen in deren eigene Fähigkeit, mit dem Rauchen aufzuhören, und möchten nicht, dass Sie damit erfolgreich sind, während sie selbst als Raucher zurückbleiben. Und diesen Personen müssen Sie, so schwer es fällt, mit derselben Härte und Entschlossenheit entgegentreten, wie Sie das bei Ihrer „kleinen, inneren Stimme" tun. Ansonsten laufen Sie Gefahr, von jenen Leuten heruntergezogen zu werden auf deren Level, auf dem sie versuchen, deren eigene negative Gefühle zu kompensieren.

Eine andere mögliche Erklärung dafür, dass dieser Personenkreis Sie sogar zum Rauchen ermutigt, ist, dass er die Ernsthaftigkeit der Lage verkennt. Nämlich dass Rauchen äußerst schädlich und eine ziemlich dumme Angewohnheit ist, die den eigenen Körper (und den anderer) ruiniert.

Wenn Sie auf so jemanden stoßen, stellen Sie sich (und ihm) die Frage, ob er es wirklich nicht besser weiß: „Würde er seinen eigenen Kinder nahelegen zu rauchen?" – Ich glaube nicht.

Also: stoßen Sie auf jemanden, der versucht, Ihnen eine anzudrehen oder Ihnen eine Zigarette anbietet, obwohl Sie Ihn gebeten hatten, dies nicht zu tun, nehmen Sie diesen zur Seite, sagen ihm, dass Sie wirklich ernst machen, dass Sie ein wenig mehr Unterstützung von ihm erhofft hatten, zumindest etwas mehr Respekt, und dass er, falls Sie das Gefühl haben, weiterhin nicht von ihm ernst genommen zu werden, von Ihnen doch bitte fernbleiben soll.

Klingt drastisch, ist aber unabdingbar. Wenn er das nicht begreifen möchte, haben Sie entweder einen neuen Feind oder einen Freund – der allerdings ungewöhnlich dumm ist.

3. Bitten Sie jemanden, mit dem Sie sehr vertraut sind und der Sie respektiert, Ihr „Pate" zu sein.

Bitten Sie diesen Menschen, zweimal am Tag nach Ihnen zu sehen (zwölf Uhr mittags und acht Uhr abends eignen sich sehr gut dafür). Bitten Sie ihn, dieses Buch kurz durchzulesen oder informieren Sie ihn über die Grundprinzipien, damit er weiß, wie er Sie am besten unterstützen kann. Das Wissen, das Ihr „Pate" in den ersten Wochen regelmäßig nach Ihnen sieht, wird

Ihnen sehr helfen und Sie sehr motivieren, gerade auch in schwierigen Phasen. Sollte sich herausstellen, dass die Person, die Sie gewählt haben, unverlässlich ist, scheuen Sie sich bitte nicht, jemanden anders zu instruieren, denn gerade in diesen ersten zwei, drei Wochen kann solch eine Person den Unterschied ausmachen, den Unter-schied zwischen Erfolg und Misserfolg!

Und abermals bitte ich Sie darum, den Rat, eine solche Bezugsperson mit ins Boot zu nehmen, zu befolgen. Ihn zu ignorieren, weil Sie glauben, es besser zu wissen oder es „ohne" zu schaffen, gefährdet Ihr Vorhaben aufs Äußerste.

4. Nehmen Sie bitte ein DIN-A4-Blatt zur Hand und zeichnen Sie zwei Reihen zu je sieben Quadraten. Teilen Sie dann jedes Quadrat in vier Viertel. Somit steht jedes Viertel davon für ¼ Tag, das Ganze über einen Zeitraum von zwei Wochen. Nehmen Sie immer dann einen Textmarker zum Einfärben, wenn Sie ein Viertel des Tages erfolgreich ohne Glimmstängel über-standen haben. Solange, bis Sie das Ende der ersten zwei Wochen erreicht haben.

Anschließend zeichnen Sie ein ähnliches Chart für die nächsten beiden Wochen (Nr. 3 und 4). Dieses Mal jedoch markieren Sie keine Viertel mehr, sondern einfach die einzelnen Tage, die Sie „überstanden" haben. Nachdem Sie diese insgesamt vier Wochen geschafft haben (Ja, Ihr erster rauchfreier Monat!), zeichnen Sie ein Monatschart und färben darin wiederum jeden erfolgreichen Tag ein. Haben Sie diesen zweiten Monat bewältigt, werden Sie feststellen, dass Sie die Tage nicht länger zu zählen brauchen, da die große Mehrzahl der Symptome für Sie nur noch in sehr geringer Intensität zu spüren sein werden. Viele davon werden sogar komplett verschwunden sein. Sind Sie jedoch der Meinung, dass Sie zu den eher sensiblen Wesen gehören und lieber noch ein Monatschart machen sollten, tun Sie sich keinen Zwang an und fertigen Sie eins an. Im Endeffekt ist es wichtig, soviel Unterstützung wie möglich zu erhalten, egal woher diese stammt.

5. Belohnen Sie sich! In der ersten Woche tun Sie sich nach jedem erfolgreichen Tag bitte etwas Gutes.

Das kann eine tolle Lektüre aus dem Buchladen sein, eine Musik-CD oder eine Lieblingsspeise. Es könnte aber beispielsweise auch so aussehen, dass Sie das Geld, das Sie einsparen dadurch, dass Sie keine Zigaretten mehr kaufen müssen, in eine Sparbüchse werfen, um sich später mit etwas Größerem zu belohnen. Wichtig ist, *dass* Sie sich belohnen!

Denn die Belohnung wird Sie daran erinnern, dass Sie stark sind und es geschafft haben, und Ihnen die Bestätigung für eine wichtige und richtige Entscheidung geben.

6. Jeden Abend, wenn Sie zu Bett gehen, sagen Sie bitte laut zu sich: „Heute habe ich den Kampf gewonnen. Ich bin stark und erfolgreich. Morgen werde ich erneut als Sieger hervorgehen, egal was passiert!"

Und wenn Sie morgens aufstehen, sagen Sie die Formel: „Gestern war ich erfolgreich, heute werde ich wieder erfolgreich sein. Egal was passiert!" Diese simple Motivationstechnik hilft, indem sie Ihnen versichert, dass Sie auf dem besten Weg sind, und indem sie Sie ermuntert, am Ball zu bleiben, und zwar an jedem beliebigen Tag.

Ein bisschen viel Information auf einmal? – Keine Sorge, am Ende des Buches wird, wie gesagt, alles in einem Plan zusammengefasst, den Sie in Ihren Alltag integrieren können. Solange, bis Sie stark genug sind, es selbständig zu bewältigen.

7. Vermeiden Sie extreme Gefühle und Situationen wie Hunger, Ärger, Müdigkeit oder Einsamkeit.

Jeder einzelne dieser Zustände kann dazu führen, dass Sie sich besonders verwundbar fühlen, selbst wenn Sie ihm nur für kurze Zeit ausgesetzt sind. Im Einzelnen:

Hunger – Wie erwähnt, sind Hungergefühle den Gefühlen, die ein Nikotinentzug auslöst, sehr ähnlich.

Deshalb ist es sinnvoll, diese zu vermeiden und mehrmals über den Tag verteilt Kleinigkeiten zu essen.

Ärger – Wenn man sich ärgert, neigt man zu zwei Dingen: erstens, das rationale Urteilsvermögen kann nachlassen, und plötzlich scheint der Entschluss, mit dem Rauchen aufzuhören, nicht mehr so wichtig. Zweitens, wenn man sich ärgert, ist man gestresst. Und ich kenne keinen Raucher, der dann nicht automatisch zur Zigarette greift. Die Kombination von erstens und zweitens ist äußerst ungünstig und Ihr Vorhaben gefährdend! Also bitte aufpassen!

Einsamkeit – Einer der mächtigsten Gefühlszustände. In solch einem Zustand verfällt man leicht in eine Art Selbstmitleid, wie es häufig zu finden ist im Kreis derer, die von einer Substanz abhängig sind. Ähnlich wie Ärger kann auch Selbstmitleid zu einer verzerrten Wahrnehmung dessen führen, was wichtig ist und eine „Mir-doch-egal"-Haltung hervorrufen. Besteht diese Gefahr bei Ihnen, bitte Folgendes beherzigen: Nicht zurückziehen, sondern so oft und so viel wie möglich unter Leute gehen, besonders in den ersten zwei, drei Wochen.

Müdigkeit – Auch dieses Gefühl ist jenem, welches der Entzug verursacht, sehr ähnlich. Gönnen Sie sich daher bitte die nötige Ruhe und ausreichend Schlaf, zumindest am Anfang.

8. Seien Sie sich bitte im Klaren drüber, dass irgendwann einmal in der Zukunft ein krisenhaftes Ereignis anstehen kann.

Sie könnten z. B. schwer krank werden, einen Autounfall haben, eine Beziehung könnte zerbrechen, Sie könnten Ihre Arbeitsstelle verlieren, Ihre Eltern könnten sterben (was wir alles nicht hoffen wollen). Das Leben kann bisweilen sehr hart und fordernd sein.

Doch egal, was Ihnen zustößt: **Sie müssen deshalb nicht rauchen!**

Das Rauchen wird Ihre Lage in keiner Weise verbessern. Und sollten Sie sich heute sagen, dass es okay ist, dann zu rauchen, wenn solch eine Krisensituation eintritt, sind Sie bereits jetzt zum Scheitern verurteilt. Das Leben ist, wie es ist. Früher oder später werden Sie in eine Krise geraten, wie auch immer diese aussieht.

Doch Sie müssen **jetzt** entscheiden, dass Sie dann nicht rauchen werden!

Der Wert und Nutzen dieser unterstützenden Strukturen und Hilfsanker kann nicht genug betont werden. Indem Sie diese Strukturen schaffen und anwenden, werden Sie am Ende garantiert erfolgreich sein. Sie zu ignorieren oder lediglich jene auszusuchen, die Ihnen auf den ersten Blick liegen, wird die Chancen, Nichtraucher zu werden, automatisch verringern.

Bevor wir uns schließlich Ihrem ganz persönlichen „Schlachtplan" widmen, wenden wir uns noch einer Sache zu, die den meisten (ehemaligen) Rauchern unter den Nägeln brennt: das Problem der Gewichtszunahme, das häufig mit dem „Nicht-mehr-rauchen" assoziiert wird.

Sollte diese Befürchtung auch auf Sie zutreffen, dann versichere ich Ihnen, dass auch dieses Problem schnell und effektiv gelöst werden kann, wenn Sie die Anweisungen im folgenden Kapitel beherzigen.

Zusammenfassung

1. Sie brauchen einen Plan. Folgen Sie deshalb strikt den oben formulierten Strategien, die Ihnen Struktur und Halt geben.

2. Extreme Gefühle und Situationen sollten Sie versuchen zu vermeiden - zumindest in der ersten Zeit. Denn in solchen Momenten sind Sie besonders verwundbar und die Gefahr besteht, dass sie dann schwach werden und einknicken.

3. Positive Affirmationen können Ihnen dabei helfen, stark und ausdauernd zu bleiben und jeden Tag aufs Neue zu meistern.

Kapitel 6

SO GELINGT DIE GEWICHTSKONTROLLE

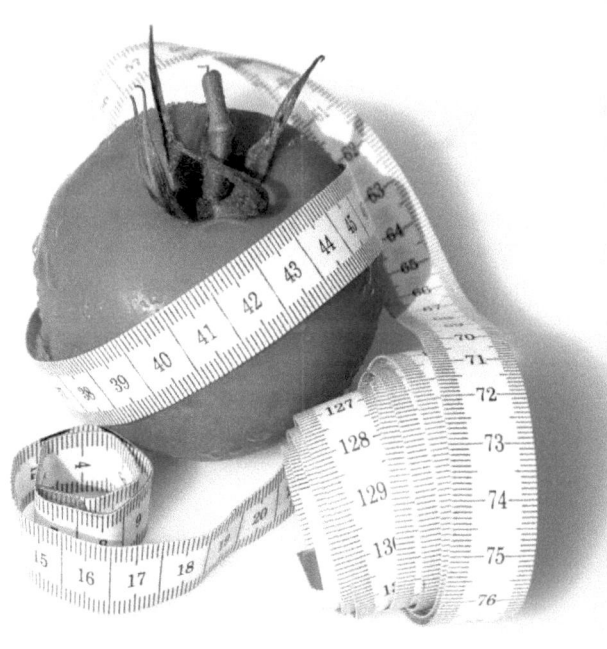

6. So gelingt die Gewichtskontrolle

Eine der häufigsten Rechtfertigungen fürs Rauchen lautet folgendermaßen: "Ach, ich habe mich so gut gefühlt beim Absetzen und große Fortschritte gemacht, aber mein Gewicht ist so sprunghaft angestiegen, dass ich einfach wieder anfangen musste mit dem Rauchen, bevor ich die Figur eines Walrosses bekommen hätte."

Blödsinn! Wie Sie bereits wissen, gibt es nicht einen einzigen triftigen Grund, wieder mit dem Rauchen anzufangen. Gewichtszunahme mag gelegentlich ein Problem sein, aber es ist sicherlich ein lösbares. Nur weil Sie aufhören zu rauchen, heißt das nicht automatisch, dass Sie an Gewicht zulegen werden.

Hier gilt es, zwei Faktoren zu beachten: Erstens, Ihren Stoffwechsel. Es wird in der Literatur berichtet, dass bei einer Minderheit jener Leute, die mit dem Rauchen aufhören, eine kleine Veränderung in der Verstoffwechselung auftreten kann. Das bedeutet in der Sprache des Laien, dass etwas mehr von dem, was Sie essen, in Fett umgewandelt und von Ihrem Körper gespeichert wird.

Eine schlechte Nachricht, werden Sie sagen, aber ich kann Sie beruhigen, es ist nicht so schlimm, wie es zunächst klingt. Der Hauptgrund dafür, warum manche Leute etwas zunehmen, ist ganz simpel:

Nikotinentzug verursacht eine Art Hungergefühl!

Und Hunger ist eines dieser Gefühle, die ebenfalls der "Kontrolle" ihrer "kleinen, inneren Stimme" unterliegen, die selbstverständlich weiß, dass die Lösung dafür ist – zu essen!

Ehe Sie sich versehen, stehen Sie vor dem Kühlschrank und stopfen irgendwelches Zeug in sich rein, um danach festzustellen, dass Sie die Entzugssymptome immer noch spüren, da diese ja dem Hungergefühl sehr ähnlich sind. Ihr Unterbewusstsein wird damit nicht zufrieden sein und den ganzen Vorgang von neuem starten:

Entzugsbeschwerden – Hungergefühl – Essen

Entzugsbeschwerden – Hungergefühl – Essen

Entzugsbeschwerden – Hungergefühl – Essen

Und so weiter und so fort. Das geht so lange weiter, bis Sie die Gestalt eines Babyelefanten angenommen haben.

Drei Formeln

Die gute Nachricht ist: so muss es nicht laufen! Es gibt drei Formeln, die bestimmen, ob Sie an Gewicht zunehmen oder nicht:

1. Wenn Sie mehr Kalorien aufnehmen als Sie verbrennen, werden Sie zunehmen.

2. Wenn Sie dieselbe Kalorienmenge aufnehmen wie Sie verbrennen, wird Ihr Gewicht konstant bleiben.

3. Wenn Sie weniger Kalorien aufnehmen als Sie verbrennen, werden Sie Gewicht verlieren.

Mit diesem Wissen lässt es sich leicht einen Plan aufstellen, der es Ihnen erlaubt, zwar weiterhin Ihren Magen zu füllen, ohne jedoch am Ende mit dicken Fettpölsterchen dazustehen.

Zwei Strategien

1. Essen Sie mehr, aber: führen Sie nicht mehr Kalorien zu!

2. Erhöhen Sie die Menge an Kalorien, die Sie täglich verbrauchen!

Befassen wir uns zunächst einmal mit Strategie Nummer 1:

Es kann sein, dass Sie gerade in den ersten Tagen deutlich mehr essen. Um dies auch ohne Gewichtszunahme tun zu können, dürfen Sie zwar die Menge an Essen vergrößern, nicht aber die Menge an Kalorien. Das ist nicht so schwierig, wie es sich anhört.

Wenn Sie Ihre Ernährungsgewohnheiten ein wenig umstellen bzw. etwas anpassen, nachdem Sie mit dem Rauchen aufgehört haben, werden Sie nicht nur Ihr gegenwärtiges Gewicht halten können, sondern profitieren von der „neuen Kost", deren Vollwertigkeit, auch anderweitig.

Das liegt daran, dass Sie viel frisches Obst und Gemüse und deutlich weniger Fett zuführen werden.

Auf den kommenden Seiten finden Sie eine Liste gebräuchlicher Nahrungsmittel mit deren Fett- und Kaloriengehalt. Alles, was Sie tun müssen, ist, diejenigen Produkte mit hohem Fett-/Kaloriengehalt, die Sie bisher häufig essen, zu streichen und stattdessen jene mit niedrigeren Werten zu sich zu nehmen. Außerdem gibt es ein paar wenige einfache Regeln, die Sie beachten sollten und die sich auf Ihre Fett- und Kalorienaufnahme auswirken:

- Essen Sie keine frittierten Speisen! Garen, pochieren oder grillen Sie lieber.

- Gehen Sie in den ersten Wochen nicht außer Haus essen! Ein indisches oder chinesisches Take-away-Food z. B. kann auf einen Schlag leicht über 2.000 Kalorien ausmachen.

- Vermeiden Sie Süßes und zuckerbasierte Produkte (Kuchen, Softdrinks, Süßigkeiten)

- Sehen Sie sich die Produktbeilagen und -etikettierungen genau an und vermeiden Sie Produkte mit hohem Fettanteil (> 10 %).

- Trinken Sie viel Wasser! Das hilft bei der Entgiftung des Körpers und transportiert auch das Nikotin mit aus dem Körper. Außerdem stillt es das Hungergefühl schon ein wenig im Ansatz, so dass Sie nicht mehr so viel zu essen brauchen.

Gehen Sie nun bitte die folgende Liste durch und wählen Sie eine gute Mischung dessen aus, was Sie mögen. Ersetzen Sie diejenigen Nahrungsmittel aus Ihrem bisherigen Speiseplan, die einen hohen Fettgehalt haben, mit solchen, die einen deutlich niedrigeren Kalorienwert aufweisen.

Diese Aufstellung bietet Ihnen einen groben Überblick der Mengen an Fett und Kalorien, die Sie in bestimmten Nahrungsmitteln durchschnittlich finden. Wenn Sie sich damit noch genauer beschäftigen möchten, tun Sie das gerne. Im Anhang finden Sie eine Auswahl an Literaturhinweisen hierzu.

Obst (100g)	Fett (g)	Kalorien
Apfel	0,2	52
Banane	0,2	91
Avocado	10,1	120
Orange	0,2	46
Birne	0	56
Kirschen	0	72
Grapefruit	0,1	32
Pfirsich	0,3	39
Pflaumen	0	43
Erdbeeren	0,3	32

Brot und Cerealien (100g)	Fett (g)	Kalorien
Weißbrot	8	311
Vollkornbrot	0	227
Cornflakes	0,8	370
Weißmehl	0	334
Knäckebrot	0	322
Haferflocken	8	353
Pizza Margherita	4	190
Toastbrot	3,8	273
Weizenschrot	0	321

Fleisch (100g)	Fett (g)	Kalorien
Speck	68	645
Rindfleisch	4,2	103
Schweinefleisch	8,1	202
Kalbfleisch	2	100
Lamm	18	239
Schinken	5	133
Hühnchen	1	81
Hackfleisch (gemischt)	20	260
Leberwurst	22	239
Bratwurst	18,3	240
Wiener	10	152
Pute	2	106

Eier und Milchprodukte (100g)	Fett (g)	Kalorien
gekochtes Ei	10	155
Rührei	13,9	187
Spiegelei	18,4	150
Vollmilch	3,5	69
Milch 1,5 %	1,5	46

Milch 0,1 %	0,1	35
Käse (Gouda)	30	346
Käse (Emmentaler)	29	358
Käse (Butterkäse)	60	358
Joghurt 1,5%	1,5	44
Rahm	32	322
Sahne sauer	14	177
Pudding (Schoko)	3,2	112
Eiskrem (Vanille)	11,3	205
Fisch & Meeresfrüchte (100 g)	**Fett (g)**	**Kalorien**
Dorsch (Kabeljau)	1	91
Fischstäbchen	8	179
Scholle	2	84
Krabben	1	87
Muscheln	1	51
Garnelen	0,71	87
Sardinen (Büchse)	4,5	166
Thunfisch	16	215
Forelle, gegart	3	107
Lachs	15	201
Gemüse (100g)	**Fett (g)**	**Kalorien**
Bohnen (grün)	1	33
Bohnen (kidney)	0,6	105
Rote Bete	0	31
Brokkoli	0,4	34
Rosenkohl	0	36
Sojasprossen	1	54
Weißkohl (Kraut)	0,1	24
Karotten	0	29
Blumenkohl	0,1	25

	Fett (g)	Kalorien
Sellerie	0,2	14
Linsen	0,8	275
Erbsen	0,2	84
Kopfsalat	0	12
Pilze (Champignons)	0	17
Zwiebel	0,1	40
Paprika (rot)	0,5	24
Kartoffeln (gekocht)	0	72
Kartoffelchips	45	549
Spinat	0,5	17
Tomaten	0,2	17
Salatgurke	0,2	12
Teigwaren (100g)	**Fett (g)**	**Kalorien**
Spaghetti (gekocht)	0,9	158
Gnocchi	0,1	150
Bandnudeln	4	364
Spätzle	3,8	215
Maultaschen, vegetarisch	4	198
Canelloni (o. Füllung)	2	358
Makkaroni	0,6	141
Getränke	**Fett (g)**	**Kalorien**
Bier, Export (0,5l)	0	265
Rotwein (0,25l)	0	212
Weißwein (0,25l)		185
Mineralwasser	0	0
Korn (2 cl)	0	41,5
Milchkaffee (100ml)	1,3	55
Kaffee (100g)	0	100
Cola (0,33)	0	146

Beim Durchsehen der Liste haben Sie sicher gemerkt, wie einfach es doch ist, Lebensmittel entsprechend ihres Fett- und Kaloriengehaltes auszutauschen. Wenn es Ihnen gelingt, dies in Ihren Alltag zu integrieren, werden Sie es garantiert schaffen, Ihr Wunschgewicht zu erreichen oder zu halten und trotzdem Ihr Hungergefühl zu befriedigen.

Die zweite Strategie, von der ich auf Seite 73 sprach, die Ihnen bei der Gewichtskontrolle hilft, basiert einfach darauf, die Menge an Kalorien, die Sie täglich verbrennen, zu erhöhen. Denn denken Sie daran: überschüssige Kalorien, also die Menge, die über Ihren täglichen Grundumsatz hinausgeht, werden vom Körper als Fett gespeichert.

Idealerweise kombinieren Sie also Strategie Nummer 1 (Ernährungsumstellung) mit Strategie Nummer 2 (Sport/ausreichend Bewegung) und profitieren damit von einem doppelt effektiven Ansatz.

Betrachten wir nun Strategie 2 genauer:

Die nachfolgende Tabelle zeigt Ihnen auf, wie viele Kalorien Sie verbrennen, wenn Sie bestimmte Sportarten/Aktivitäten ausüben. Die Werte in der Tabelle beziehen sich auf zweierlei Personen. Einmal männlich mit 80 Kg und einmal weiblich mit 60 Kg Körpergewicht. Je nachdem, wie viel Sie wiegen, verbrennen Sie dabei mehr oder weniger während der jeweiligen Übung, pro 7 Kilogramm etwa 10%.

Bitte konsultieren Sie Ihren Arzt, bevor Sie irgendeine Sportart für sich ausprobieren bzw. bevor Sie den Level, auf dem Sie trainieren, erhöhen.

Sportart (30 Min.)	Kalorienverbrauch	
	M, 80 Kg	W, 60 Kg
Badminton	240	180
Basketball	300	226
Fitness-Training	442	332
Yoga	112	84
Radfahren (15 km/h)	240	180
Radfahren (25 km/h)	408	306
Tanzen (Sport)	292	220
Handball	336	252
Spazieren gehen	124	93
Gärtnern	202	152
Golf	206	154
Gymnastik	216	162
Fußball	316	238
Reiten	328	246
Hausarbeit	156	118
(Eis)Hockey	352	264
Kegeln, Bowling	124	93
Rasenmähen	136	102
Tennis	264	198
Tischtennis	166	124
Segeln	120	90
Laufen (langsam)	226	144
Laufen (zügig)	400	274
Laufen (schnell)	594	420
Holz hacken	372	280

Sportart (30 Min.)	Kalorienverbrauch	
	M, 80 Kg	W, 60 Kg
Sex aktiv/passiv	192/86	144/64
Skifahren (Alpin)	216	162
Skifahren (nordisch)	326	244
Skaten & Bladen	280	252
Volleyball	140	105
Squash	484	364
Schwimmen	350	280
Walking	264	198
Krafttraining	272	204
leichte Arbeit (Büro)	56	42
mittelschwere Arbeit	74	56
schwere Arbeit (Masseur, Maurer)	100	76
Bergwandern	240	180

Die Werte in den beiden Tabellen geben Ihnen demnach groben Aufschluss darüber, was Sie etwa
zusätzlich oder alternativ zu etwas anderem essen
dürfen, ohne zuzunehmen, wenn Sie dafür, sagen wir,
eine halbe Stunde Holz hacken. Sie müssen also keines-
wegs hungern, wenn Sie mit dem Rauchen aufhören,
lediglich Ihre Ernährungsweise ein wenig anpassen und
Ihren Alltag etwas umstellen, indem Sie sich mehr
bewegen. Und sollten Sie sich mit dieser Thematik gar
intensiver beschäftigen wollen, dann besteht sogar die
Möglichkeit, ein wenig abzunehmen und sich, was Figur
und Ausdauer angeht, in Form zu bringen. Zusätzlich
zu Ihrem primären Ziel, nicht mehr zu rauchen!

Wie mit allen Techniken, die in diesem Buch vorgestellt werden, liegt das Geheimnis einzig darin, eine Entscheidung zu treffen und zu dieser schließlich auch zu stehen und entsprechende Maßnahmen umzusetzen. Überwachen Sie diesen Prozess, der in diesem Buch beschrieben wird, dann noch gut und sorgsam und überprüfen Ihre Vorgehensweise regelmäßig, dann sind Sie ab jetzt bereit dafür, mit dem Rauchen aufzuhören.

Das nächste und zugleich letzte Kapitel enthält noch einmal all die Informationen, die Sie benötigen, um bei Ihrem Unterfangen erfolgreich zu sein. Das Ganze zusammengefasst in einer Art „Schlachtplan", der sich, wie Sie feststellen werden, sehr einfach nachvollziehen lässt.

Kapitel 7

IHR „SCHLACHTPLAN"

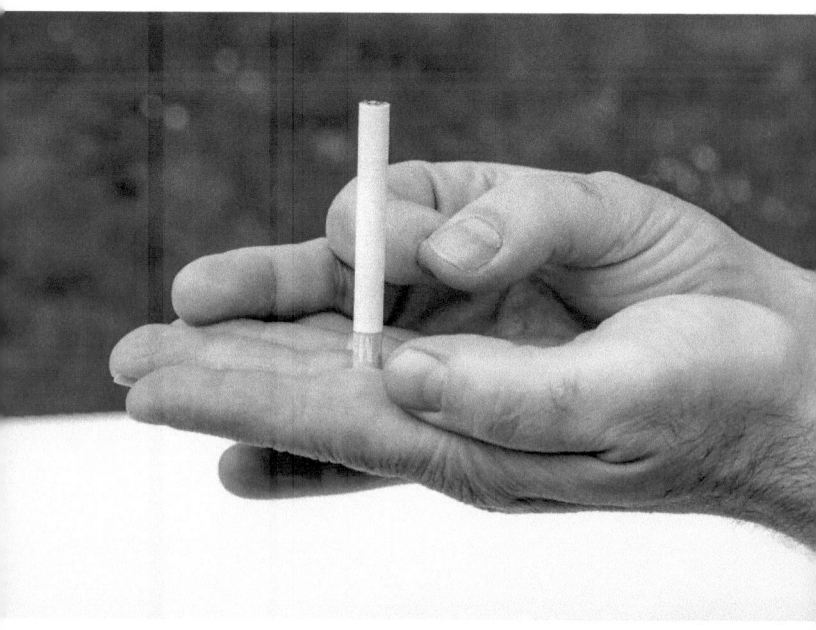

7. Ihr „Schlachtplan"

Nun, das war's dann auch fast schon! Dies ist das letzte Kapitel, bevor Sie Nichtraucher werden!

An dieser Stelle werden wir noch einmal alle wichtigen Informationen und praktischen Tipps der bisherigen Kapitel zusammengefasst darstellen und in die Form eines einfachen Planes bringen, den zu verfolgen dann Ihre persönliche Aufgabe sein wird. Sprich: Sie integrieren die Anweisungen eine nach der anderen in Ihren Alltag.

Wenn Sie mit diesem Abschnitt hier fertig sind, können Sie sich gerne ein letztes Mal eine Zigarette anzünden (natürlich nur, wenn Sie möchten!) und anschließend Ihre wunderbare Reise ins Land der Nichtraucher beginnen.

Sie besitzen jetzt alles, was Sie benötigen, um diese „Prüfung" erfolgreich zu absolvieren. Und es gibt keine Entschuldigung für ein eventuelles Scheitern! Ich werde Ihnen jetzt auch kein Glück wünschen – Sie brauchen das nicht. Dies hier ist keine Glückssache. Sie müssen sich nur so lange an die Regeln und Methoden halten, die ich hier im Buch aufgestellt und formuliert habe, bis Sie sich selbst absolut in der Lage fühlen, es vollends allein zu schaffen, ohne die Unterstützung durch die Strukturen, die Sie geschaffen haben.

Der ganze Absetzprozess wird zu Beginn möglicherweise ziemlich hart sein, doch mit jedem Tag, der vergeht, wird es einfacher werden. Sehr wichtig ist, ich kann es nicht oft genug betonen, dass Sie in schwierigen Phasen durchhalten, denn Sie wissen, dass diese „schweren Schübe" von kurzer Dauer sind und schnell vorübergehen.

Wenden Sie die gelernten Taktiken, damit umzugehen, an! Wenn Sie dies tun, dann wird es schneller, als Sie denken, so sein, dass Sie sich zu Recht und mit Stolz als „Ex-Raucher" oder „Nichtraucher" bezeichnen können. Wenn Sie mich nach dem wichtigsten Ratschlag, dem Ratschlag schlechthin, fragen, der nachhaltigen Erfolg garantiert, würde ich Ihnen Folgendes antworten:

Egal was passiert: rühren Sie keine Zigarette an!

Ihr „Schlachtplan"

1. <u>In Schriftform</u>: Notieren Sie, dass Sie verstanden haben und zugeben, dass Sie nikotinabhängig sind. Falls Sie dies nicht schon getan haben, TUN SIE DIES JETZT!

2. <u>In Schriftform</u>: Halten Sie fest, dass Sie mit dem Rauchen aufhören werden, sobald Sie mit diesem Buch fertig sind, und dass Sie nie wieder anfangen werden zu rauchen. Unterschreiben Sie diese Erklärung und heften Sie diese so an eine Pinnwand, dass Sie sie

jeden Tag sehen können! Der Badezimmerspiegel ist ein guter Ort dafür. Falls Sie dies noch nicht getan haben, TUN SIE DIES JETZT!

3. Sagen Sie laut vor sich hin: Ich werde all die Anweisungen in diesem Buch befolgen und die Techniken entsprechend anwenden, jedes Mal, wenn dies nötig ist und verlangt wird. SPRECHEN SIE JETZT!

4. Denken Sie dran: Sie werden immer, IMMER, die Veranlagung in sich tragen, vom Nikotin abhängig zu sein. Aus dem Grund ist es völlig inakzeptabel, jemals auch nur eine weitere Zigarette zu rauchen.

5. Sie sind damit einverstanden, dass Sie manchmal ein wenig Entzugsschmerz und Unwohlsein tolerieren müssen. Sie wissen, dass diese „Schübe" kurz und vorübergehend und lediglich ein geringer Preis sind, den Sie im Endeffekt bezahlen müssen.

6. Hüten Sie sich vor ihrem Unbewussten, Ihrer "kleinen, inneren Stimme". Sie ist Ihr ausgemachter Feind und kümmert sich nicht um Ihren Erfolg, sondern versucht Sie mit aller Macht zum Rauchen zu animieren. ES GIBT KEINEN GRUND, WIEDER DAMIT ANZUFANGEN.

Falls Sie es dennoch tun, sind Sie hereingelegt worden von Ihrer „inneren Stimme" und wollten den angesprochenen kleinen Preis der Schmerztoleranz nicht bezahlen.

7. Erstellen Sie eine "Schmerzskala" und hängen Sie diese auf. Wenn Sie meinen, die Entzugssymptome werden unerträglich, machen Sie den „Körper-Check" und bemessen den tatsächlichen „Schmerz", indem Sie dessen Stärke auf der Skala bestimmen. ERSTELLEN SIE DIESE SKALA JETZT!

8. Denken Sie an das Sprichwort: "Auch das geht vorüber!", sollte es einmal eng werden und sollten Sie sehr leiden müssen.

9. "Ein Tag nach dem anderen" – Diese Formel dann einsetzen, wenn es ganz hart kommt. Gegebenenfalls umwandeln in: „Die nächsten fünf Minuten überstehen!", „Die nächsten zwei Stunden überstehen!" usw.

10. Meiden Sie die Gefahrenfaktoren Hunger, Ärger, Einsamkeit und Müdigkeit! In diesen Phasen/Situationen sind Sie besonders anfällig.

11. Strukturen schaffen I: Erzählen Sie jedem, den Sie kennen, dass Sie Nichtraucher sind und nie wieder Eine rauchen werden. Besonders auch den Leuten, die Sie nicht besonders leiden können. Diese Taktik entscheidet oft über Erfolg und Misserfolg. Also los – greifen Sie zum Telefonhörer. TUN SIE DIES JETZT!

12. Strukturen schaffen II: Bitten Sie Ihre Familie, Freunde und Kollegen, Ihnen alle mögliche Unterstützung zu geben und Sie in Ihrem Entschluss ernst zu nehmen.

13. <u>Strukturen schaffen III</u>: Wählen Sie eine Bezugsperson aus, einen "Paten". Bitten Sie Ihn darum, anfangs zweimal am Tag nach Ihnen zu sehen. Geben Sie der Person dieses Buch oder gehen Sie die wichtigsten Punkte mit ihr durch, damit diese besser versteht. Sollten Sie in die Versuchung kommen, sich Eine anzuzünden, RUFEN SIE IHRE BEZUGSPERSON AN. Falls Sie diese nicht erreichen, rufen Sie jemand anders an. WÄHLEN SIE IHREN PATEN JETZT AUS UND RUFEN SIE IHN AN!

14. <u>Protokollieren Sie Ihren Erfolg</u>! Erstellen Sie, wie gezeigt, ein Erfolgschart, zunächst ein tägliches, dann ein wöchentliches und schließlich eines für einen ganzen Monat.

Füllen Sie es täglich aus und Sie bekommen einen visuellen Eindruck über Ihren großen Erfolg und darüber, dass Ihre Chancen mit jedem Tag, den Sie überstehen, steigen. Es ist nur eine Frage der Zeit! ERSTELLEN SIE IHR ERSTES CHART JETZT!

15. <u>Belohnen Sie sich</u>! Und zwar an jedem Tag der ersten beiden Wochen. Und anschließend am Ende jeder weiteren erfolgreichen Woche. Zunächst vielleicht mit etwas Kleinem, später mit etwas Größerem, das Sie sich wünschen.

16. <u>Überwachen Sie Ihr Gewicht</u> und passen Sie Ihre Ernährungsgewohnheiten und Ihr Sport-/ Bewegungsprogramm an die neuen Umstände entsprechend an.

17. <u>Motivieren Sie sich selbst</u>! Verbalisieren Sie Ihren täglichen Fortschritt jeden Morgen, wenn Sie aufstehen, sowie jeden Abend, wenn Sie zu Bett gehen.

18. <u>Feiern Sie</u> ausgiebig nach dem Ende des dritten oder vierten Monats mit Ihren Freunden. Das wird die Zeit sein, in der Sie sich mit der Situation, dass Sie nun Nichtraucher sind, angefreundet haben und Sie sich auch körperlich inzwischen recht wohl fühlen.

19. <u>Denken Sie daran</u>: Für die nächsten zwei Jahre (oder vielleicht für immer) besteht die Gefahr, dass sich die "kleine innere Stimme" wieder meldet. Möglicherweise nur beiläufig oder ganz schwach und leise. Doch Sie müssen sich ihrer ständigen Präsenz bewusst und vor ihr auf der Hut sein.

Nach wenigen Monaten werden Sie kein ernsthaftes Problem mehr damit haben, dass Sie mit dem Rauchen aufgehört haben und auch nicht wieder damit anfangen werden, vorausgesetzt:

„Egal was passiert, Sie zünden sich unter keinen Umständen auch nur eine Zigarette an!"

Okay, that's it! Die Zeit ist gekommen. Werfen Sie jetzt alle Zigaretten(schachteln), die Sie noch haben, weg! Folgen Sie den oben abgedruckten Anweisungen und **hören Sie JETZT mit dem Rauchen auf!**

Sie schaffen es!

Literaturhinweise

Taschenatlas der Ernährung

von Hans K. Biesalski, Peter Grimm und Susanne Nowitzki-Grimm, von Thieme-Verlag, Stuttgart, 8., vollständig überarbeitete Auflage 2020, 440 S., 200 Abb., EUR 41,99

Vollwertküche - Gesund. Einfach. Lecker.: 300 schnelle vegetarische Rezepte

von Rita Bernardi, Athesia Tappeiner Verlag; 2. Edition (24 Mar. 2021). 240 S., EUR 29,90

Ernährung. Physiologische Grundlagen, Prävention, Therapie

von Andreas Hahn, Alexander Ströhle, Maike Wolters, und Daniela Hahn, Wissenschaftliche Verlagsgesellschaft; 3., neu bearb. und erw. Aufl. 2016 Edition (3 Nov. 2015), 1.182 S., EUR 99,00

Kalorientabelle (Doppelkarte). Ernährungskarte

von Hawelka, Verlag (2009) EUR 5,60

The Millennium development goals and tobacco control: an opportunity for global partnership

von Esson, Katharine M., World Health Organization 2005, 101 S., EUR 53,00

Ernährung und Bewegung - Wissenswertes aus Ernährungs- und Sportmedizin

von Hans Konrad Biesalski, Christine Graf, Springer-Verlag, 1. Aufl. 2018. 52 S., EUR 19,90

**Das ultimative Läufertraining: Maßgeschnei-
derte Fitness-Pläne für den Hobbylauf bis zum
Ultramarathon**
von Pete Magill (Autor), Thomas Schwartz (Autor),
Melissa Breyer, Unimedica 2019, 464 S., EUR 24,80

**Der Ernährungskompass: Das Fazit aller wissen-
schaftlichen Studien zum Thema Ernährung - Mit
den 12 wichtigsten Regeln der gesunden
Ernährung**
von Baas Kast, C. Bertelsmann Verlag; Originalausgabe
Edition (5. März 2018), 320 S., EUR 20,00

**Lernwerkstatt - Grundlagen unserer Ernährung.
(Lernmaterialien)**
von Christine Schlote, Kohl-Verlag (2007), 56 S. mit
Lösungen, EUR 13,80

**Fit und gesund von 1 bis Hundert mit Ernährung
und Bewegung: Aktuelles medizinisches Wissen
zur Gesundheit**
von Dietger Mathias, Springer; 5. Aufl. 2022 Edition
(24. April 2022), 260 S., EUR 29,99

**Super-Food für Wissenshungrige! Warum wir
essen, was wir essen**
von Kathrin Burger, Springer; 1. Aufl. 2020 Edition (29.
August 2020), 294 S., EUR 17,99

**Der ältere Läufer: Laufen und Nordic Walking
mit 50plus**
von Rainer Welz, Roderer Verlag (2018), 190 S., EUR
21,80

Lauftraining - Das Praxisbuch: Vom Spazier-gänger zum Marathonläufer | Durch ganzheit-liches Training mit System Schritt für Schritt zum Ziel | inkl. Trainingsplänen, Marathon-Coaching und Technik-Tipps
von Fabian Wechold, edition Laufengehen (10. April 2022), 134 S., EUR 11,95

Der ältere Läufer: Laufen und Nordic Walking mit 50plus
von Rainer Welz, Roderer Verlag (2018), 190 S., EUR 21,80

Kursmanual Walking und Nordic Walking: Schritt für Schritt zu mehr Fitness und Gesundheit
von Klaus Bös, Anika Gunst et al., Meyer & Meyer 2019), 224 S., EUR 24,95

Fitness Kitchen – das Fitness-Kochbuch für Ergebnisse
von Simon Scherer, Sichtbar Verlag (2022), 283 S., EUR 14,99

Fitness Kochbuch: Die 250 besten Rezepte für eine optimale Fitness-Ernährung.
von Collin Krämer, Eigenverlag (2. August 2021), 243 S., EUR 12,99

Gymnastik für Senioren. 330 Übungen für Ihr Wohlbefinden
von Annick Louvard, Heel-Verlag, 4. Edition (30. Juni 2018), 160 S., EUR 18,00

Beweglichkeit: 55 Trainingskarten für Flexibilität & Muskelentspannung
von Ronald Thomschke, Steffen Verlag; 4. Edition (28. Februar 2020), 110 S., EUR 12,95

50 Workouts für Späteinsteiger: Fit, gesund und beweglich bis ins hohe Alter
von Gabi Fastner, riva (2022), 144 S., EUR 12,00

365 Tage Fitness - Für Studio und Zuhause: Der ultimative Trainingsguide
von Markus Ertelt, Heel; 1. Edition (31. Januar 2022), 208 S., EUR 19,99

Stretching & Beweglichkeitstraining: Wie Du mit detaillierten Übungen Deine Flexibilität und Mobilität steigerst
von Atma Shakti, Édition Liberu (2020), 142 S., EUR 12,95

ENDLICH GESUND – 100 leckere Rezepte für Körper und Geist
von Celina Grün, Eigenverlag (2022), 117 S., EUR 12,90

Webadressen

www.fddb.info
informiert über Nährwert-, Vitamin- und Mineralstoff-
daten von Lebensmitteln und Gerichten.

www.dge.de (Deutsche Gesellschaft für Ernährung)
fördert durch Ernährungsaufklärung und Qualitäts-
sicherung in der Ernährungsberatung und -erziehung
die vollwertige Ernährung und sichert deren Qualität

www.ernaehrung.de (DEBInet)
bereitet Ernährungsinformationen patientengerecht auf
und macht diese jedem Interessierten zugänglich.

www.euleev.de (Europäisches Institut für Lebensmittel
und Ernährungswissenschaften e.V.)
bietet wissenschaftlich fundierte Informationen zu
Ernährung, Gesundheit und Lebensmittel.

www.gesundheit.de
Themen rund um Medizin, Ernährung und Familie

www.aerzte.de – Das Plus für Ihre Gesundheit
schlägt die Brücke zwischen dem Anspruch des
Patienten und den Zielen des Arztes

www.who.int
Offizielle Seite der Weltgesundheitsorganisation

www.onmeda.de
Portal für Medizin und Gesundheit!

www.bundesgesundheitsministerium.de
Seite des Bundesministeriums für Gesundheit

sueddeutsche.de/gesundheit
Aktuelle News zu Fitness und Wellness sowie Verbraucherinformationen und Tipps für ein gesundes Leben

www.rauchfrei.de
Nichtraucherportal

www.krebsinformationsdienst.de
u.a. mit Informationen zum Thema Lungenkrebsrisiken

www.bmelv.de
Bundesministerium für Ernährung, Landwirtschaft und Verbraucherschutz (BMELV), u.a. Liste der Zusatzstoffe in Tabakwaren

www.suchtmittel.de
Info-Portal zum Thema „Sucht und Drogen"

www.nichtraucherschutz.de
Nichtraucher-Initiative Deutschland

www.dkfz.de/de/rauchertelefon/index.html
Deutsches Krebsforschungszentrum – Rauchstopp

www.gesundheitsinformation.de/rauchen.html
Die Website des Instituts für Qualität und Wirtschaftlichkeit im Gesundheitswesen (IQWiG) richtet sich mit einem breiten Themenspektrum an erkrankte wie gesunde Bürgerinnen und Bürger.

https://de.wikipedia.org/wiki/Tabakrauchen
Wikipedia, die freie Enzyklopädie - Alles zum Thema "Rauchen"